I0041082

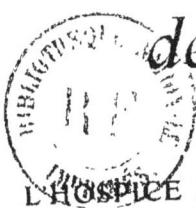

L'Assistance
des Épileptiques

L'HOSPICE DESSAIGNES, A BLOIS

PAR

Le D' Georges VERNET

ANCIEN EXTERNE DES HOPITAUX DE PARIS
ANCIEN INTERNE DE L'ASILE DE BLOIS ET DE LA MAISON NATIONALE DE CHARENTON

PARIS

C. NAUD, ÉDITEUR

3, RUE RACINE, 3

1902

5

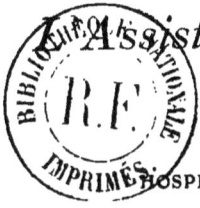

L'Assistance

des Épileptiques

HOSPICE DESSAIGNES, A BLOIS

BIBLIOTHÈQUE NATIONALE R.F. IMPRIMÉS

66.
3~

8·Te 66
h37

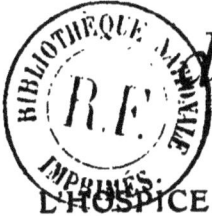

L'Assistance des Épileptiques

L'HOSPICE DESSAIGNES, A BLOIS

PAR

Le Dr Georges VERNET

ANCIEN EXTERNE DES HOPITAUX DE PARIS
ANCIEN INTERNE DE L'ASILE DE BLOIS ET DE LA MAISON NATIONALE DE CHARENTON

BIBLIOTHÈQUE NATIONALE
R.F.
IMPRIMÉS

PARIS

C. NAUD, ÉDITEUR

3, RUE RACINE, 3

1902

A MON PÈRE ET A MA MÈRE

A MON FRÈRE

A MON PRÉSIDENT DE THÈSE
MONSIEUR LE PROFESSEUR JOFFROY

INTRODUCTION

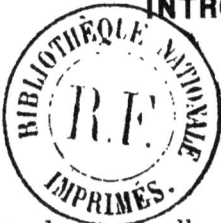

—

BIBLIOTHÈQUE NATIONALE · R.F. · IMPRIMÉS

La tendance actuelle, — nous n'osons dire le progrès, — en matière d'assistance se caractérise par une différenciation de plus en plus nette des besoins à pourvoir, des secours à dispenser. La législation charitable se réduisait autrefois à l'énoncé de préceptes généraux valables pour tous les cas, applicables à toutes les espèces ; on s'efforce aujourd'hui de régler par des lois organiques distinctes chacun des départements divers de l'assistance. Un même refuge recueillait jadis les maux les plus disparates, les hôpitaux généraux s'ouvraient à toutes les misères : peu à peu, des distinctions se dessinent, un classement s'opère, des groupements s'établissent, plus homogènes, des organismes spéciaux se créent qui s'adaptent plus aisément aux exigences particulières. Dans la foule amorphe des assistés se déterminent maintenant des *catégories*, chacune ayant, — ou devant avoir, — sa physionomie propre, ses organes, sa loi.

Il est des catégories d'assistés dont on ne discute plus, en principe, la nécessaire autonomie : tels, par exemple, les aveugles, les sourds-muets, les aliénés. Il en va différemment des épileptiques ; en dehors de milieux tout particulièrement informés, partant très restreints, la situation vraiment singulière des comitiaux reste insoupçonnée ou méconnue ; l'utilité pour eux d'une assistance spéciale n'apparaît pas évidente ; elle veut qu'on la démontre : nous nous y emploierons tout d'abord.

Dès que nous aurons établi *pourquoi,* nous devrons rechercher *comment* les épileptiques doivent être spécialement assistés. Nous le demanderons en premier lieu aux discussions et aux travaux des techniciens : les propositions les plus diverses ont été émises, les opinions les plus contradictoires se sont heurtées ; nous exposerons brièvement, sans parti pris, les différents systèmes préconisés.

Au reste, la question n'a pas seulement fait l'objet de controverses théoriques ; sur plus d'un point elle a reçu une solution pratique ; de l'expérience ainsi acquise nous ne saurions que tirer profit et nous serons amené à nous enquérir de l'organisation et du fonctionnement dans les divers pays de l'assistance des épileptiques.

Nous avons eu enfin l'heureuse chance de pouvoir étudier de près une institution exclusivement réservée aux épileptiques : nous rendrons compte, — en toute bonne foi, — des résultats qu'elle a fournis : ce sera la modeste contribution personnelle que nous apporterons aux débats.

Nous tenons à indiquer, en peu de mots, dans quel esprit ce travail a été conçu. Quelques-uns, — non des moindres, — parmi les auteurs qui ont traité de l'assistance des épileptiques ont encouru le reproche d' « exagération » et de « sentimentalisme hors de propos » ; c'est, sans doute, l'écueil à éviter ; nous y avons tâché, pour notre part, en nous bornant le plus possible à citer des faits.

Nous voudrions avoir su conserver à cette étude un caractère pratique : encore que le sujet y prête, les discussions de doctrines n'y trouveront aucune place. Par contre, nous n'avons pas craint, à l'occasion, d'entrer dans les détails les plus minutieux, nous nous sommes attaché, par-dessus tout, à ne donner que des indications précises, des renseignements rigoureusement exacts : notre ambition serait plutôt d'être utile que de paraître érudit.

Faire choix, comme sujet de thèse inaugurale, d'une question d'assistance, ne va pas d'ailleurs sans quelque prétention. Ce sont là, d'ordinaire, matières réservées à des hommes d'âge et d'expérience que la nature de leurs travaux ou l'exercice de certaines fonctions ont préparés de longue date à l'étude de ces délicats problèmes. C'est avec la conscience très nette et la claire vision des difficultés de notre tâche que nous l'avons abordée ; pas un instant nous ne nous sommes dissimulé combien elle restait au-dessus de nos moyens : il n'y paraîtra que trop en maints endroits de ces quelques pages. Si malgré tout, nous l'avons entreprise, si, surtout, l'ayant entreprise, nous ne l'avons pas abandonnée, c'est que nous savions, en toute occasion, pouvoir compter sur l'aide précieuse et les précieux conseils de notre maître, M. DOUTREBENTE. Avec un désintéressement rare, M. DOUTREBENTE a remis entre nos mains tous les documents qu'il possédait, il nous a laissé le soin de les mettre en œuvre ; libéralement, avec une obligeance qui n'a eu de limites que notre discrétion, il nous a ouvert sa riche bibliothèque ; par tous les moyens il a facilité nos recherches ; enfin — témoignage d'intérêt auquel nous avons été particulièrement sensible, — il s'est astreint à lire notre manuscrit, il a tenu jusqu'au dernier moment à nous faire profiter de sa bienveillante critique : nous l'assurons ici de notre vive reconnaissance.

Nos études médicales se sont prolongées dix ans : c'est dire que nous avons été à même de recevoir l'enseignement de maîtres nombreux, la plupart excellents, quelques-uns illustres. Nous garderons le particulier souvenir de MM. Jeannel, Rispal et Soulié, de la Faculté de Toulouse, — Legueu et Toupet, des hôpitaux de Paris, — Jules Soury, de l'École des Hautes Études, — Christian et Ritti, de la Maison nationale de Charenton.

Nous remercions M. le Pr Joffroy de l'honneur qu'il nous a fait en voulant bien accepter la présidence de cette thèse.

NÉCESSITÉ DE L'ASSISTANCE

Les épileptiques, — tous les auteurs en tombent d'accord (1), — constituent le groupe morbide le plus hétérogène, le plus disparate qui se puisse rencontrer. Les manifestations symptomatiques que ces malades présentent, — phénomènes convulsifs et troubles psychiques, — paraissent susceptibles de revêtir une infinie variété d'aspects, de nuances, de combinaisons.

Il est des épileptiques qui, dans tout le cours de leur existence, ont à peine quelques accès, voire des vertiges ou de simples absences, et conservent, leur vie durant, l'intégrité parfaite de leurs facultés intellectuelles. Ces privilégiés, que la névrose n'a fait qu'effleurer ou qu'elle traite en favoris, vivent de la vie commune, vaquent sans difficultés aux travaux les plus complexes, occupent les situations les plus élevées, tiennent, en un mot, leur rang

---

(1) La conception de LASÈGUE : l'épilepsie, maladie d'évolution toujours identique et conforme à elle-même, n'a jamais trouvé faveur auprès du public médical ; elle paraît aujourd'hui complètement abandonnée (Cf. LASÈGUE. De l'épilepsie par malformation du crâne. *Arch. gén. de médecine*, 1877, et Études médicales, t. I, p. 875, 1884).

dans le monde aussi bien que quiconque, sinon avec avantage et distinction (1).

D'autres, au contraire, profondément stigmatisés, épuisés par d'incessantes attaques, versent tôt ou tard dans la démence, si, frappés dès le berceau, ils ne végètent dans l'idiotie. En butte à la répulsion générale, ces malheureux se trouvent, de toute évidence, dans l'incapacité absolue de pourvoir aux besoins les plus élémentaires de la vie.

De l'une ou de l'autre de ces catégories, quelle est la composition numérique exacte, quelle en est la proportion eu égard à l'ensemble des épileptiques : il est bien malaisé de le supputer exactement, ou même avec une suffisante approximation. Sans méconnaître, d'ailleurs, l'intérêt que comporte en soi pareille recherche, on peut dire qu'elle ne saurait avoir, du point de vue qui nous occupe, qu'une importance des plus minimes. Au regard de l'assistance, les cas cliniquement extrêmes deviennent les plus simples : inutile et superflue pour les uns, elle ne s'impose pour les autres qu'avec trop d'évidence.

Il en va tout différemment des cas intermédiaires, — les seuls que nous voulions retenir, — dans lesquels se classe, sans conteste, la grande masse des comitiaux. Ici, pas de formes cliniques nettes et tranchées, pas de formules,

---

(1) On s'est plu à dresser la liste des épileptiques célèbres (Cf. GELI-NEAU, in *Chronique médicale*, 15 sept. 1900) et l'on sait le rapprochement que LOMBROSO a voulu établir entre l'épilepsie et le génie. Il ne paraît pas douteux qu'on soit allé beaucoup trop loin en ce sens (Cf. W. HIRSCH. Genie und Entartung. Eine psycholog. Studie. Berlin, 1894 ; Alb. REGNARD. Génie et folie ; réfutation d'un paradoxe, in *Ann. méd. psych.*, 1898-99 ; J. GRASSET. La supériorité intellectuelle et la névrose, 1900, etc., etc...)

à la fois générales et précises, d'assistance : des solutions individuelles paraissent seules de mise, tellement variable et imprévue peut être la répercussion sur la vie sociale des phénomènes morbides. Il nous paraît cependant, pour une étude d'ensemble, que l'on peut grouper et poser en ces termes les questions à résoudre : abstraction faite des situations cliniques extrêmes, comment, moins bénigne ou moins sévère, l'épilepsie peut-elle porter le trouble dans une existence? Jusqu'à quel point est-elle capable d'en modifier les conditions? A quels indices reconnaître l'opportunité ou la nécessité d'une intervention protectrice de la société?

Il est, à ces diverses questions, une solution unique, quelque peu simpliste, au reste très généralement adoptée à l'heure actuelle, inscrite dans la plupart des législations, en particulier dans la loi française, et qui réduit tout le problème à cette seule considération : les épileptiques ont-ils, ou non, d'ailleurs de façon permanente ou transitoire, des troubles intellectuels, des désordres mentaux? Si oui, ils sont dits *aliénés*, et, de ce fait, ils ont droit à une assistance, suivant le cas temporaire ou continue. Que si, au contraire, ils sont reconnus *simples*, c'est-à-dire exclusivement convulsifs, ils ne méritent aucun intérêt officiel, ils deviennent mal fondés à réclamer le secours de la charité publique.

Il serait oiseux de revenir, après tant d'autres, sur les controverses interminables qu'a suscitées, au point de vue scientifique, cette vieille distinction administrative des épileptiques en simples et aliénés: c'est une opinion

aujourd'hui presque universellement admise que peu
d'épileptiques restent complètement indemnes de troubles
psychiques et qu'il est, théoriquement et pratiquement,
impossible de marquer chez eux la limite précise qui sépare
la raison de la folie.

Toutes réserves donc étant faites sur sa valeur doctri-
nale, nous ne saurions trop nous élever contre pareille
distinction, insuffisante, insoutenable comme base et
comme critère de l'obligation, — ou du droit, — à l'assistance. Sans doute, que l'épileptique délirant, idiot ou
dément doive être l'objet de mesures spéciales et d'une
particulière sollicitude, nul n'y contredit. Mais que, sous
prétexte de santé psychique soi-disant normale, l'on
veuille exclure en bloc du même bénéfice les épileptiques
purement convulsifs, nous ne pouvons y souscrire, c'est là
contre que nous protestons. Nous croyons en effet que,
chez ces derniers, pour être moins bruyante et plus dis-
crète, l'infortune le plus souvent n'est pas moindre ; pas
moindres, non plus, les inconvénients de toutes sortes que
leur présence entraîne dans le milieu social normal ; si bien
que l'utilité, que la nécessité de leur assistance nous paraît
pouvoir se déduire à la fois de leur intérêt propre et de l'intérêt général de la société. Pour cette double démonstration,
il nous suffira de demander à notre observation personnelle
de nous fournir des documents et de nous apporter des
faits.

*L'épileptique convulsif, de par ses seules crises, encourt
de graves et sérieux dangers.*

Cela n'a pas lieu de surprendre qui sait avec quelle

foudroyante brusquerie éclate le plus souvent la crise et qu'elle s'accompagne d'une anesthésie totale, d'une perte de connaissance complète, de la disparition absolue de tout contrôle intellectuel. Quelques exemples :

Obs. I. — Rose B..., 64 ans, entrée à l'hospice Dessaignes le 27 juillet 1892. Epileptique depuis 1856. « A l'âge de 21 ans, au cours d'une attaque, elle tombe dans le feu et se fait des brûlures graves du côté gauche, au bras, à l'épaule, au cou et à la tête ; le pavillon de l'oreille a complètement disparu, ainsi que les cheveux dans les régions temporale et pariétale du même côté » (1).

Obs. II. — Edmond D..., 57 ans. Malade de la consultation externe du Dr Doutrebente. Epilepsie avec automatisme ambulatoire post-paroxystique. Le 6 avril 1900, chute dans le feu, brûlure de toute la moitié droite de la face et du crâne, perte de l'œil droit (énucléation le 7 juin 1900); en traitement pendant cinq mois, à trois reprises différentes, à l'Hôtel-Dieu de Blois. A l'heure actuelle (1er janvier 1902), soit 21 mois après l'accident, la cicatrisation n'est pas encore complète et le malade n'a pas repris son travail.

Nous pourrions multiplier les observations de ce genre; elles sont banales; à telles enseignes que les recueils spéciaux et les auteurs qui traitent de l'épilepsie ne relatent que les plus insolites ou les plus dramatiques(2). Personnellement, sur 59 malades des deux

(1) Extrait de l'observation complète publiée par M. Doutrebente, in Traitement médical de l'épilepsie. Communication au Ve Congrès français de médecine interne. Lille, 1899.
(2) Cf., en particulier, Bourneville. Comptes rendus de Bicêtre. Arch. de neurologie, passim et Progrès médical (n° du 7 décembre 1901).

sexes que nous avons pu examiner à ce point de vue, 10 (1/6 environ) nous ont présenté des cicatrices de brûlures et sur les 16 femmes en cours de traitement à l'hospice Dessaignes, 6 ont été victimes de pareils accidents.

Obs. III. — Octave J..., 20 ans. Malade de la consultation externe du Dr Damalix (1), chirurgien de la Maison Nationale de Charenton. Atteint d'épilepsie depuis l'âge de 9 ans, Oct. J... est pris, le 29 mars 1901, d'une violente attaque alors qu'il était accoudé à la fenêtre de sa chambre sise au 3e étage. Il tombe dans la rue et se fait, avec des contusions multiples, une fracture compliquée de l'humérus droit. Il entre à la Pitié, où il reste en traitement pendant 7 semaines ; au bout de ce temps, l'appareil enlevé, la fracture apparaît non consolidée. Mais, à cause de ses crises, le malade ne peut être gardé dans la salle commune ; il est rendu à sa famille et c'est pour sa pseudarthrose qu'il se présente à la consultation.

Il serait possible — mais fastidieux — d'allonger considérablement la liste des faits de même nature, lésions traumatiques de tous ordres et de tous sièges auxquelles sont exposés les épileptiques. Il nous serait encore loisible de relever dans les revues périodiques les accidents variés, souvent bizarres, imputables à la crise : asphyxies diverses par submersion, par bol alimentaire, par projection la face en avant sur un corps mou et dépressible ou sur un sol mouvant (2), etc., etc... Ce sont là faits trop com-

(1) Nous remercions M. Damalix d'avoir bien voulu nous autoriser à publier cette observation.
(2) *Arch. de neurologie*, février 1895, p. 158 et Bourneville. *Compte rendu de Bicêtre* pour 1893, p. 154.

muns et trop connus pour qu'il soit utile d'insister : retenons seulement, — et la remarque a son importance, — qu'il est peu d'épileptiques qui, suivant la pittoresque expression de Lasègue, n'aient ainsi « gagné leurs chevrons », qu'il n'en est guère, en admettant qu'il s'en trouve, qui puissent se flatter de rester toujours à l'abri de pareils accidents.

L'épileptique convulsif, de par ses crises, se trouve placé dans un état permanent d'infériorité sociale.

C'est une erreur trop répandue de croire que, l'attaque passée, lorsqu'il se relève, indemne ou meurtri, l'épileptique en soit quitte avec sa triste maladie : à toute occasion, à propos des circonstances et des actes les plus divers de sa vie, il la retrouve, manifestant de mille manières, mais toujours de façon néfaste, son influence et son action.

Enfant, elle lui suscite, pour son éducation, pour son instruction, les pires difficultés. Exemple :

Obs. IV. — Jules Fl..., né le 5 février 1880. Entré à l'hospice Dessaignes le 10 septembre 1894. 1er accès à l'âge de 2 ans : grandes attaques presque exclusivement diurnes. Sans être vive, l'intelligence est moyenne, en tous cas susceptible de développement. A l'âge de 7 ans, il est placé à l'école primaire de D... : il y reste deux jours ; après lesquels l'instituteur déclare à sa famille qu'il ne peut le garder. Le 3e de 8 enfants, peu ou pas surveillé par ses parents, il passe son temps à vagabonder dans la campagne, s'occupant par intervalles aux travaux des champs. Au moment de son admission, il ne sait, bien entendu, ni lire, ni écrire : c'est, proprement, un « sauvageon ».

De tels faits ne sont pas exceptionnels : sur les 57 malades recueillis à l'hospice Dessaignes depuis sa fondation, nous avons pu compter 31 illettrés ; un seul, parmi les 25 sachant lire et écrire, a obtenu le certificat d'études primaires. Sans doute, examinant dans le détail cette statistique globale, nous sommes amenés à retrancher de ce chiffre énorme de 31 illettrés un certain nombre de cas non imputables à l'épilepsie : nous ne pouvons, par exemple, en toute justice, retenir à son passif les observations concernant des malades qui n'ont été atteints que postérieurement à l'âge où l'on fréquente l'école ou même avaient déjà passé cet âge lors de l'application de la loi scolaire (28 mars 1882). Ces éliminations opérées, il n'en reste pas moins 21 cas où l'épilepsie doit être mise en cause comme facteur principal, sinon unique, de l'état d'ignorance de nos sujets. Pour plus de rigueur même, laissons de côté les faits nombreux (au nombre de 13) où se rencontre une inaptitude anatomique plus ou moins marquée à recevoir l'instruction telle qu'elle est dispensée dans les écoles ordinaires et ne retenons, pour les analyser, que les 8 observations où l'absence de toute culture résulte manifestement d'un obstacle extrinsèque tel que celui plus haut cité. Quels motifs voyons-nous invoquer pour refuser aux épileptiques l'accès de l'école ?

C'est, en toute première ligne, l'*impression d'horreur* que provoque chez les enfants le spectacle de la crise. A ceux qui, n'ayant jamais assisté à une grande attaque, pourraient s'étonner d'une telle proposition, nous nous bornerons à rappeler, d'après le témoignage d'un auteur des plus qualifiés (1), que « des personnes, vivant au milieu des aliénés depuis des années entières et leur prodiguant des soins journaliers, ne peuvent voir une attaque d'épilepsie, — de la grande épilepsie, bien entendu, — sans éprouver une émotion profonde qui parfois même va jusqu'à l'indisposition. » Il est, dès lors, naturel que la sensibilité si vive de l'enfant soit violemment mise en jeu par un tel excitant, il est logique que leurs maîtres cherchent à leur éviter d'aussi brutales sensations.

Nous trouvons encore, comme motif d'exclusion, la *crainte de la contagion*. Ici, à vrai dire, la question est plus controversée. On cite bien, en faveur de l'affirmative, une vieille observation de Boerhaave qui aurait vu l'épilepsie se propager dans une école par imitation : il semble que, dans l'espèce, il s'agissait de chorée. *Mosso* n'en répète pas moins (La peur, 1886) « qu'on a raison de ne pas laisser les enfants regarder quelqu'un qui tombe dans un accès de haut-mal ». Ne sait-on pas d'ailleurs quelle importance tous les auteurs, — sauf Lasègue, — ont attribuée de tous temps aux émotions morales vives dans la genèse de l'épilepsie ? Que l'attaque elle-même puisse agir à ce titre, rien de plus admissible, et c'était, sans nul doute, l'avis de « l'aliéniste éminent » dont parle M. Crouzet, lequel « après avoir dirigé pendant plusieurs années le « service d'idiotes et d'épileptiques de la Salpêtrière avait « changé de section, parce que la vue si fréquente des

---

(1) MASOIN. Rapport à l'Académie. *Bulletin de l'Acad. roy. de médecine de Belgique*, IVᵉ série, t. I, p. 514.

« attaques l'impressionnait à ce point qu'il craignait de
« devenir lui-même épileptique » (1).

Relevons enfin, comme derniers arguments invoqués
par les instituteurs pour justifier et légitimer leur conduite :
le désordre et le trouble qu'apportent dans les classes les
jeunes épileptiques par leur turbulence et leur indocilité,
trop souvent aussi les railleries, les quolibets, les mises
à l'index dont ils sont victimes de la part de camarades
sans pitié.

Quoiqu'on pense d'ailleurs du bien fondé de ces déci-
sions et de ces mesures, il reste que, dans nombre de cas,
l'épileptique enfant se voit impitoyablement refuser le bénéfice de l'instruction et qu'il éprouve de ce fait un préjudice
énorme, on peut dire : irréparable, — qui pèsera lourde-
ment sur le cours ultérieur de sa vie.

Voici cependant un épileptique qui, par suite de circonstances favorables, a pu recevoir une bonne et solide
instruction : vient l'âge ou le moment de faire choix
d'une carrière. Qu'arrive-t-il ?

Obs. V (due à l'obligeance de M. le Dr Cancalon). — X...,
19 ans. Intelligent et laborieux, il se destine à l'enseignement ; il
entre à l'école normale primaire de B... Après un an de séjour,
il est pris de violentes attaques d'épilepsie : il est d'abord mis en
congé, puis, sur l'avis du médecin, l'autorité académique l'invite
à donner sa démission.

Si l'Université lui ferme ses portes, trouvera-t-il du
moins le moyen d'utiliser ailleurs les connaissances qu'il

_____

(1) Chouzet. Les épileptiques à la Salpêtrière, p. 49. *Thèse*, Paris,
25 août 1871.

a su acquérir ? L'accès de l'armée lui est, bien entendu,
interdit : de même, celui de toutes les administrations
publiques. Ce n'est que par hasard, par exception ou par
faveur qu'il pourra se glisser dans une administration
privée (maison de banque, sociétés commerciales ou
industrielles, etc...) où sa situation restera toujours incer-
taine et précaire.

Renonçant, contre son gré, à tirer avantage de ses
études et de son savoir, cherchera-t-il à employer dans
une profession manuelle son intelligence et son activité ?
Ici encore, il court grands risques qu'on le rebute, qu'on
le rabroue. A preuve l'observation suivante :

Obs. VI. — C..., Henri, né le 22 novembre 1883. Entré à
l'hospice Dessaignes le 26 juillet 1899. Epileptique dès le jeune
âge. Accès sériels à prédominance nocturne. Ne sait ni lire, ni
écrire, parce que renvoyé de l'école. Berger jusqu'à l'âge de 12
ans. Il entre alors dans une manufacture de chaussures ; il y reste
deux ans, pendant lesquels il n'a que des attaques nocturnes :
coup sur coup, à la fabrique même, il a trois attaques diurnes :
il est remercié immédiatement.

Inutile d'insister sur les mobiles auxquels obéissent,
en de pareilles circonstances, les chefs d'entreprise ou
d'industrie. Les considérations que nous avons dévelop-
pées plus haut touchant les accidents immédiatement
liés aux crises ne les laissent que trop aisément prévoir.
Remarquons seulement que les dispositions législatives
récentes sur les accidents du travail (loi du 9 avril 1898)
ne peuvent dorénavant qu'inciter davantage les industriels
à écarter rigoureusement de leur personnel tout élément

entaché ou simplement suspect d'épilepsie. Étant donnés d'ailleurs les incessants progrès du machinisme, son extension toujours croissante à des branches nouvelles de la production, il est permis de dire que de plus en plus le nombre ira se restreignant des professions abordables aux épileptiques.

Au surplus, il faut le reconnaître, dans la majorité des cas, l'épileptique est bien loin de réaliser l'idéal de l'ouvrier modèle; et point n'est besoin qu'il exerce un métier dangereux pour qu'il se rende rapidement impossible dans tout atelier. Qu'on ne lui demande, d'abord, dans son travail, ni ponctualité, ni régularité: une crise malencontreuse lui fait oublier l'heure ou le laisse dans un état de torpeur qui, pour un temps plus ou moins long, le rend inapte à toute besogne. Comment lui confier, dès lors, une occupation exigeant une exactitude rigoureuse ou une attention soutenue? Mais ce sont là, si l'on peut dire, ses moindres défauts. Ce qui chasse l'épileptique de l'usine, ce qui lui interdit tout travail en commun, ce qui d'une façon plus générale, le rejette hors de toute agglomération, c'est, le plus souvent et avant tout, *son caractère*. Qui, par exemple, aussi patient et bienveillant qu'on le suppose, consentira jamais à conserver sous ses ordres ou à supporter comme camarade de labeur une personne d'humeur aussi accommodante et de relations aussi amènes que celle dont l'observation suit?

Obs. VII. — Augustine C..., 32 ans. Grandes attaques depuis l'âge de 10 ans. Entrée à l'hospice Dessaignes le 30 août 1893, C... n'a pu, dès les premiers jours, s'entendre avec ses compagnes; irascible et querelleuse, elle entame avec elles, à tout propos et

hors de propos, d'incessantes et interminables discussions. Tout
lui est prétexte à récriminations et à colères et ce sont, chaque
matin, à la visite, mêmes doléances, mêmes dénonciations.
D'ailleurs elle se montre aussi obséquieuse et cauteleuse vis-à-vis
du médecin qu'elle est grossière et hargneuse à l'endroit de ses
camarades. Couturière assez habile, elle ne saurait travailler
à l'ouvroir commun; elle s'isole dans une salle voisine : elle
n'accepte, sur son ouvrage, aucune observation. Suivant la règle,
chacun de ces traits de caractère s'exacerbe à l'approche des
crises (21 en 1900, après traitement) et lors de chaque période
menstruelle.

C'est là un beau type, mais non exceptionnel, du
caractère épileptique, observé par tous les auteurs et si
bien décrit par Morel (1) et par M. Jules Falret (2).
Ajoutons, — et c'est le cas dans l'espèce, — qu'il est bien
rare de trouver concurremment chez ces malades des sen-
timents affectifs très développés : « égoïstes au cœur sec »,
tels les appréciait Legrand du Saulle et l'on conviendra
que, s'il est injuste de leur faire grief de défectuosités imputables à la seule névrose, il n'est que trop naturel de
répudier pour soi-même et d'éviter aux autres le commerce suivi de pareilles gens.

Et voilà pourquoi l'épileptique est le plus souvent un
solitaire et un isolé : *De par son caractère, il s'accommode
difficilement du milieu social normal.* Il prend bien vite
conscience de cette difficulté d'adaptation. Chassé de

---

(1) Morel. Études cliniques, t. II, p. 3o5 et sq., 1853, et Traité des
maladies mentales, p. 699, 186o.

(2) Jules Falret. État mental des épileptiques. *Archives de médecine,*
186o-61, reproduit *in* Études cliniques sur les maladies mentales et nerveuses, p. 345, 1890.

l'école, repoussé de l'atelier, partout traité en paria, aigri par ses échecs, par les humiliations, les craintes et les défiances dont il se sent l'objet, « il fuit la vue et la société des hommes » (1), il évite les agglomérations urbaines, il erre dans les campagnes, il cherche refuge dans quelque ferme isolée où on le recueille, où on le tolère, où trop souvent aussi on l'exploite.

Faut-il s'étonner dès lors qu'il songe parfois à déserter une vie qui lui est si dure et qu'il cherche à échapper par le suicide à une existence devenue impossible (2)?

Obs. VIII. — Lucien E..., né le 5 juin 1873. Première atta-que à 17 ans. Exempté du service militaire. A essayé au dehors toutes sortes de traitements (un charlatan lui a conseillé de la résine de pin). Il entre à l'hospice Dessaignes le 24 janvier 1899: il est impatient de suivre le traitement bromuré et supplie qu'on raccourcisse pour lui la période ordinaire d'observation. Le 30 décembre 1900, il s'écarte sous un hangar, plante deux clous à une poutre et se pend avec ses bretelles. Secouru à temps, il dé-clare que « la vie lui est à charge, maintenant surtout qu'il a perdu tout espoir de guérir (il était en traitement depuis quelques semaines à peine); il aime mieux en finir tout de suite ». Peu de

(1) La remarque est d'observation ancienne, puisqu'elle a été faite par Arétée : « Torpent, abjecti animo, mœsti, hominum aspectum et consuetu-dinem vitantes. »

(2) Il va de soi que nous ne faisons pas allusion ici au suicide d'origine impulsive, se produisant sous l'influence évidente d'un trouble mental ; nous n'avons en vue que les cas — à la vérité rares — de suicide conscient, mé-dité, réfléchi, tel, en un mot, qu'il se présente dans l'observation qui va suivre. Cf. sur le suicide des épileptiques : MOREL. Traité des maladies men-tales, p. 701 ; — LEGRAND DU SAULLE. La folie devant les tribunaux, p. 371, 443 et sq., et Étude médico-légale sur les épileptiques. Paris, 1877, p. 116 ; — RITTI. Article « Suicide », du Diction. encyclop. des Sc. médicales, p. 313 ; — VIALLON. Suicide et folie. Ann. méd. psych. (En cours de publication.)

temps après son entrée, il avait essayé de se jeter du haut d'une fenêtre. Quelques jours après sa tentative de pendaison, il fut surpris dissimulant dans ses effets un morceau de verre brisé avec lequel il voulait, avoua-t-il, s'ouvrir pendant la nuit les vaisseaux du bras.

Et cependant l'épileptique a mieux à faire que de se laisser aller à un tel découragement. Il doit savoir, il peut espérer qu'un traitement approprié, en diminuant, sinon en supprimant totalement ses crises, en modifiant parfois de façon heureuse son caractère peut lui rendre la vie commune à nouveau possible et supportable. Après bien d'autres, l'observation que nous allons citer, les statistiques que nous donnerons plus loin en fournissent la preuve.

Obs. IX (Même malade que dans l'obs. I). — Epileptique depuis l'âge de 20 ans. Accès sériels : jusqu'à 5 et 6 par jour à des intervalles de un, deux ou trois mois. A l'âge de 24 ans, elle est placée dans un hospice d'incurables où elle ne suit pas de traitement. Quand elle était en état de mal, ce qui arrivait plusieurs fois par an, elle restait plusieurs jours sans pouvoir prendre d'aliments. En fin juillet 1892, elle entre à l'hospice Dessaignes, où elle se trouve encore aujourd'hui.

Dans le 2ᵉ semestre de 1892, elle a eu 15 accès d'épilepsie.

En 1893,   —   48   —

— 1894,   —   30   —

Dans le 1ᵉʳ semestre de 1895,   —   13   —

Le traitement polybromuré est institué le 6 juillet 1895.

En 1896, pas d'attaques d'épilepsie.

En 1897,   —

Le traitement ayant été supprimé le 23 octobre, il survint un accès pendant la nuit du 21 décembre 1897. Le traitement est repris le 22 décembre de la même année.

En 1898, pas d'accès.

En 1899,   —

En 1900,   —

« Cette malade qui, autrefois, était méchante et incapable de
« travailler à la suite des crises convulsives, est aujourd'hui
« d'une façon permanente, une excellente femme, d'un caractère
« facile, intelligente, travailleuse, douce et prévenante pour ses
« camarades d'infortune et le personnel (1). »

Mais la cure est longue et minutieuse, elle exige des
conditions d'hygiène, de régularité de vie peu compatibles
avec l'existence si précaire et si agitée des épileptiques ;
elle veut une surveillance attentive, une direction médicale compétente. Livré à ses seules ressources, c'est bien
rarement que l'épileptique pourra réunir tous ces éléments indispensables à la réussite. Nous avons pu nous
en assurer par nous-mêmes, les quelques essais de traitement tentés au dehors par nos malades sont restés
régulièrement infructueux ; dans le milieu propice de
l'établissement, les mêmes moyens, chez les mêmes sujets,
ont donné les meilleurs résultats. En sorte que, on peut
le dire, si l'épileptique ne parvient pas à amender sa
terrible affection, — si, par suite, toute sa vie, il végète
dans la plus misérable des conditions, — c'est que, trop
souvent, il manque du secours, de l'assistance nécessaires
pour lutter contre elle avec chances de succès ; *trop souvent, l'épileptique est un malade qui reste tel faute de soins.*

Pour le but que nous nous proposons, nous voudrions,

---

(1) Doutrebente. *Loco citato*, p. 7.

— nous pourrions peut-être, — nous en tenir aux exemples qui précèdent, aux brefs commentaires qui les accompagnent : ils démontrent, ce nous semble, de façon suffisamment explicite la situation vraiment lamentable qu'est celle de nombreux épileptiques réputés simples ; ils établissent en quelque sorte les titres que ces malheureux peuvent produire à la sollicitude et à la charité publiques ; et, c'est en s'inspirant uniquement des indications et des suggestions qu'ils fournissent que la société ferait réellement, au sens propre du mot, œuvre d'assistance. Nous ne saurions cependant, quelque répugnance que nous y ayions, passer sous silence des arguments d'un autre ordre, susceptibles, tout en corroborant nos précédentes conclusions, de leur donner, aux yeux de certains, une nouvelle et plus impérieuse signification : *c'est*, disons-nous, *l'intérêt bien compris de la société d'assister les épileptiques.*

« Il n'est presque pas d'actes délictueux ou criminels, écrit M. Victor Parant (1), qu'un épileptique ne puisse commettre lorsqu'il est poussé par une impulsion irrésistible. » Vols, incendies, outrages publics à la pudeur, violences et attentats contre les personnes, tels sont ses méfaits les plus communs. Un ouvrier, dans une rue qu'il traverse en mangeant, plonge dans le ventre d'un passant inoffensif le couteau dont il se sert et continue son chemin et son repas (Tardieu) (2). Un homme bêche son

---

(1) Victor PARANT. Des impulsions irrésistibles des épileptiques. Rapport au *VIe Congrès des médecins aliénistes et neurologistes de France*. Bordeaux, 1895, p. 187.

(2) TARDIEU. Étude médico-légale sur la folie. Paris, 1872, p. 133.

jardin ; un ami sonne à la porte ; il va lui ouvrir et, avant
qu'un seul mot eût été échangé, il le tue net d'un coup
violent de l'outil qu'il tenait à la main (G. Marchant). Un
individu est arrêté à l'occasion d'un 23ᵉ incendie allumé
dans un village ; il était l'auteur des 22 autres (Motet) (1).
C'était, comme les précédents, un épileptique. Or, qu'on
veuille bien le remarquer, ces crimes horribles sont le fait,
non d'aliénés furieux, mais de gens jusqu'alors, — et peut-
être par la suite, — les plus inoffensifs et les plus calmes qui
se puissent trouver. « Les épileptiques qui sont ordinairement les plus doux..... disons en même temps les plus sains
d'esprit, y sont exposés comme ceux dont l'irritabilité est
constante (2). » *Dangereux au premier chef*, tel nous
apparaît donc l'épileptique, et, à défaut de mobiles plus
élevés, le souci de la protection des personnes et de la
conservation des biens devrait être une raison suffisante
pour attirer et pour retenir sur lui l'attention vigilante des
pouvoirs publics. D'autant qu'ici encore se révèle l'efficacité de soins préventifs appropriés : à l'appui de nos dires, —
et à défaut d'une expérience personnelle par trop insuffisante et récusable, — nous invoquerons l'autorité d'un
homme particulièrement qualifié et bien placé pour en
juger. Legrand du Saulle, un sceptique que les faits ont
converti, après avoir écrit que « la thérapeutique de l'épilepsie doit se composer de parties égales d'hygiène et
de philosophie (3) », n'hésitait pas à déclarer, quelques

---

(1) *Société méd. psychologique*, mai 1883.
(2) Victor PARANT. *Loc. cit.*, p. 136.
(3) LEGRAND DU SAULLE. Note sur les mœurs et les habitudes des épileptiques, 1861.

années plus tard, que : « Mettre les épileptiques en traitement, c'était supprimer dans l'avenir le côté médico-
légal de l'épilepsie (1) ».

Cédant à une préoccupation de même nature, mais
d'ordre plus général, beaucoup se sont émus de l'influence pernicieuse que ces malades peuvent exercer sur
le développement de la race, sur la santé physique et
morale de l'espèce. *L'épileptique en liberté prolifère et
reproduit.* Et, s'il est exact que l'hérédité directe de la
maladie comitiale soit relativement rare, c'est une opinion
non moins générale qu'un ascendant épileptique constitue
dans une lignée un facteur important de dégénérescence.
Le danger, — exagéré sans doute par certains, — est si
réel que des mesures législatives ont été proposées, voire
appliquées, contre le mariage des épileptiques : certains
États de l'Amérique du Nord ont résolu d'élever un
obstacle légal à ces unions de tarés, ils ont édicté contre
elles des pénalités (2). On est allé plus loin dans la même
voie : en Amérique encore (3), en France même et de nos
jours (4), on a préconisé comme mesure générale et pré-

---

(1) Id. Étude médico-légale sur l'épilepsie, 1877.

(2) La Chambre du Connecticut a voté une loi prohibant le mariage des
épileptiques quand la femme a moins de 45 ans. La pénalité est au minimum
de 3 ans de prison ; les personnes qui auront facilité des unions de ce genre
seront passibles d'une amende de mille dollars ou d'un an de prison. *Arch.
de neurologie*, avril 1898, p. 351.

(3) « Le bill suivant va être présenté aux Chambres de l'État de Michi-
gan : tous les malades qui se trouvent actuellement ou qui entreront à l'avenir dans les hôpitaux comme épileptiques ou faibles d'esprit devront être
soumis, avant leur sortie, à la castration, afin qu'ils ne puissent avoir d'enfants. » *Arch. de neurologie*, mai 1898, p. 427.

(4) A. Baratier. Qu'on les châtre ! *Tribune médicale*, 13 février 1901.

ventive la *castration* de ces malheureux. Il ne nous appartient pas d'apprécier, ce n'est pas ici le lieu de discuter le bien fondé de ces mesures et la valeur de ces propositions (1). Quelque opinion qu'on ait sur les prohibitions qu'elles stipulent ou sur les mutilations qu'elles réclament, on doit reconnaître, avec tous les auteurs, que les craintes qui les inspirent ne sont que trop fondées (2). Et tout l'effort doit tendre à obtenir, si possible, des résultats équivalents par des moyens moins cruels, plus conformes à nos idées et à nos mœurs. Or, sans préjuger en rien de sa valeur générale ni de son emploi exclusif, notons qu'il est au moins un mode d'assistance, l'hospitalisation, dont l'efficacité à cet égard ne paraît pas douteuse : à l'hospice Dessaignes, pendant 10 ans et sur 57 malades, pas un, à notre connaissance du moins, n'a fait souche.

Il semble donc qu'il y ait un intérêt général évident à retirer les épileptiques du milieu social normal, à les accueillir avec empressement lorsqu'ils cherchent bénévolement à s'en isoler, à provoquer chez eux cette initiative quand ils n'en aperçoivent pas d'eux-mêmes les avantages. Il y a plus : on peut prétendre que cette manière de faire, en même temps que plus humaine, serait plus habile à la fois et plus économique que l'état d'abandon où on les

---

(1) Cf. la polémique déjà ancienne du Dr Caffe et de Legrand du Saulle. *Journal des connaissances médic. pratiques*, 1863, nos 7, 10 et 11, et la tentative plus récente de Daniels. La castration comme prophylaxie de la folie et de la dégénérescence. *Literary Digest*, 23 juin 1894.

(2) Cf. A. Fèvre. Du mariage des épileptiques. *Thèse*, Paris, 1899. (Inspirée par M. Bourneville, Bibliographie.)

tient. Le grand, le seul obstacle à l'organisation rationnelle de l'assistance spéciale des épileptiques, c'est, comme
toujours et partout, la *question d'argent*. On hésite, on
recule devant les charges nouvelles et les nouvelles dépenses qui incomberaient de ce fait au Trésor public. Et
nous ne saurions méconnaître la valeur et la portée de
l'argument. Il veut cependant qu'on l'examine, qu'on le
discute.

D'abord, les charges et les dépenses dont il s'agit sont-
elles vraiment et tout entières aussi nouvelles qu'on veut
bien le dire ? Que la société ignore l'épileptique en tant
que tel, qu'elle refuse d'inscrire à son intention le moindre
crédit dans ses budgets : libre à elle. Mais quelle étrange
illusion de se croire quitte au prix de tels expédients !
Ces épileptiques qu'elle ne veut pas connaître, la société les
retrouve sous une autre forme ou sous une autre étiquette.
Victimes d'accidents, elle les soigne comme malades dans
ses hôpitaux : qu'on se rappelle, dans notre observation II,
la durée du séjour à l'Hôtel-Dieu de Blois, qu'on suppute
les frais occasionnés par une opération délicate et des
pansements répétés ; or, coïncidence curieuse, dans le
même temps, dans la même salle, était traité, pour brûlures graves des jambes, un autre épileptique, immobilisé
lui aussi pour de longs mois (1). Vagabonds ou délin-
quants, elle les reçoit dans ses geôles et ses dépôts de
mendicité, dans ses maisons de correction, dans ses colonies pénitentiaires ; sans soulever la question de savoir

---

(1) R... Louis. Entré le 10 décembre 1900, sorti le 23 juin 1901 : soit
195 jours à 1 fr. 75 par jour (à la charge de la commune).

si c'est vraiment là la place de *malades,* ne doit-elle pas, ici encore, pourvoir à leur entretien? Aliénés enfin, ils encombrent ses asiles (10 pour 100 environ du nombre total des aliénés) et qui sait si, assistés et traités dès le début, le nombre n'irait pas diminuant des délirants et des déments épileptiques (1)? Il est difficile, sans doute, d'apprécier exactement les dépenses que, d'ores et déjà, les collectivités diverses (État, départements, communes) supportent de ce chef; il est probable qu'elles sont considérables ; il ne serait pas étonnant qu'une organisation régulière ne fût, après tout, moins onéreuse que l'état actuel d'anarchie.

D'ailleurs, l'assistance elle-même n'est pas sans profits : elle restaure, elle restitue une force de travail jusqu'alors, bien souvent, inutilisée. Abandonné sans direction et sans guide, l'épileptique n'a que trop de tendances à l'oisiveté ; la crainte des accidents lui est un prétexte trop naturel pour couvrir et dissimuler sa paresse ; il n'est que trop vrai enfin que ces accidents mêmes le condamnent parfois à une inaction forcée : rappelons-nous encore notre malade de l'observation II : depuis 21 mois, il est incapable de tout travail, la perte de son œil le met dans l'impossibilité absolue de reprendre son métier (peintre en décors) ; ouvrier très estimé, c'est dorénavant une non-valeur. Qu'on le place, au contraire, dans le milieu qui lui convient, l'épileptique s'occupe, il produit : pour s'en

---

(1) S'il faut en croire M. Burlureaux (art. Épilepsie, p. 149, du *Dict. encyclop.*), depuis l'extension du traitement bromuré, on aurait constaté dans les asiles une diminution du nombre des déments épileptiques.

convaincre, il suffira de se reporter au tableau que nous publions de quelques-uns des travaux réalisés à l'hospice Dessaignes (1), on verra si le résultat en est négligeable. Et peut-être alors sera-t-on amené à se demander avec nous si cette proposition, de prime abord paradoxale, ne serait pas, somme toute, l'exacte expression de la vérité, à savoir qu'*il est. de l'intérêt matériel, pécuniaire de la société de venir en aide à l'épileptique.*

A quelque point de vue donc que l'on se place, la même conclusion s'impose. Sa maladie rend à l'épileptique la vie ordinaire trop difficile, trop pénible et trop dure pour qu'il ne considère pas comme un bienfait sa mise en tutelle par la société. La présence d'un tel malade dans le milieu normal est cause de tant d'inconvénients et source de tels périls que la collectivité doit trouver profit à l'en distraire. Et nous pouvons maintenant répondre de façon nette à la question nette qu'au début nous nous sommes posée : en présence d'un épileptique, nous ne nous préoccuperons nullement de rechercher ou de savoir s'il est ou non en pleine possession de ses facultés mentales ; mais partout où l'épilepsie, quelle qu'elle soit, sous quelque forme clinique qu'elle se présente, se révélera génératrice de misère ou de danger nous saisirons une indication impérieuse et précise d'assistance.

----

(1) Cf. p. 148, tableau IV.

LES DIFFÉRENTS SYSTÈMES D'ASSISTANCE

La situation spéciale des épileptiques dans la société devait attirer l'attention de tous ceux qui, par profession, par devoir ou par goût, s'occupent des misères humaines, s'efforcent d'y porter remède. Tour à tour et à l'envi, sociologues, administrateurs, médecins, non contents de scruter le mal dans ses origines, de l'observer dans ses manifestations, se sont ingéniés à rechercher et à établir les moyens les plus propres à en pallier les conséquences ou à en atténuer les effets. Ces études et ces travaux, poursuivis simultanément dans tous les pays civilisés, constituent à l'heure actuelle un ensemble considérable de matériaux et de documents. De leur lecture, de leur analyse, une impression se dégage, très nette : sur le principe même de l'assistance, sur son utilité, sur sa nécessité, l'accord, — on peut le dire, — est unanime ; sur les moyens pratiques de la réaliser, les divergences ne sauraient être ni plus nombreuses, ni plus profondes.

Aussi bien le problème à résoudre apparaît-il des plus complexes. Suivant le point de vue duquel on l'envisage, — scientifique, administratif, financier, — il se présente sous des aspects divers, il se montre susceptible de différentes solutions ; et il ne s'agit de rien moins que de fondre en un tout homogène des données disparates, et, par un compromis équitable, de résoudre en une formule unique des conclusions directement opposées.

Nous nous efforcerons, en ce qui nous concerne, de nous placer au point de vue synthétique, vraiment positif et pratique de l'assistance. Nous nous demanderons et nous essaierons de déterminer exactement : quels sont les besoins, — physiques et moraux, — auxquels l'assistance des épileptiques doit satisfaire : quels sont les moyens et les ressources dont elle dispose actuellement à cet effet ; si, comment, et dans quelle mesure, il est possible d'adapter les uns aux autres ces besoins et ces moyens : pour le cas enfin où cette adaptation nous paraîtrait ou impraticable ou insuffisante, quels modes spéciaux d'assistance peuvent le mieux répondre à d'aussi spéciales exigences.

L'enquête à laquelle nous nous sommes livrés, nous a permis de dresser, en quelque sorte, les cahiers des doléances et des desiderata que peuvent formuler les épileptiques ; nous avons vu, par ailleurs, à quel titre ils se recommandent à la vigilance des pouvoirs publics : il nous suffira de condenser et de compléter ces notions déjà acquises pour établir exactement les besoins divers auxquels devra faire droit toute organisation rationnelle et complète d'assistance.

Il faut, d'abord, à l'épileptique, pour sa protection personnelle comme pour la sauvegarde d'autrui, une surveillance constante et éclairée.

On peut poser en règle très générale que l'épileptique ne doit jamais rester seul ; et cette indication primordiale se déduit, sans qu'il soit besoin d'insister, du caractère inopiné des attaques convulsives comme des crises mentales. Mais, pour être vraiment utile et efficace, l'aide apportée au malade, en même temps que continue, doit être compétente. Ce n'est pas que, lors de l'accès, l'intervention soit le plus souvent active ou compliquée : éviter que le malade ne se blesse, qu'il ne se morde trop cruellement la langue, qu'on ne trouble de façon intempestive le sommeil réparateur qui juge la crise, c'est à quoi se borne, à l'ordinaire, le rôle des assistants. Il est des cas cependant, à la vérité exceptionnels, où cette attitude purement expectante ne serait pas sans inconvénients : un exemple.

Obs. X. — Le 17 novembre 1900, Maxime B..., 22 ans, depuis peu à l'hospice Dessaignes, est pris subitement, pendant le repas du matin, d'une attaque épileptique : quelques convulsions toniques et cloniques, puis il reste immobile, la tête sur un oreiller. On le croit plongé dans le coma qui suit habituellement la crise : on ne s'en émeut pas autrement. Bientôt cependant, quelqu'un remarque que le malade ne respire plus, que la face est violacée ; on prévient le médecin ; 25 minutes se sont écoulées depuis le début des accidents asphyxiques : respiration artificielle, tractions rythmées de la langue restent sans résultats. L'autopsie fait découvrir, obturant complètement l'orifice supérieur du larynx et solidement encastré dans la cavité sus-glottique, un morceau de viande en forme de pyramide tronquée mesurant 3 centimètres dans le sens de la hauteur, 2 centimètres sur $1^e,5$ à sa base.

Il nous reste la conviction que, dans cette occurrence, une intervention plus rapide et plus adéquate eût réussi à conjurer le dénouement fatal. Reconnaissons cependant que, dans maintes circonstances, nombre d'accidents et d'actes de violence resteront inévitables, en dépit de la surveillance la plus minutieuse, la plus exercée. Tels, sans doute, ces cas d'impulsions irrésistibles et subites que nous avons signalés ; tels, évidemment, ces faits de luxations ou de fractures spontanées survenant au cours même de la crise et dont M. Charon rapportait récemment de nouvelles et curieuses observations (1).

Il faut, à l'épileptique, pour vivre pleinement et se développer, un milieu spécial, où sa maladie ne lui sera pas imputée à crime, où elle ne créera pas d'obstacles à la mise en valeur de son activité, où il trouvera réunis les éléments et les conditions de son instruction générale, de son éducation professionnelle, où les travers de son caractère n'auront pas les déplorables conséquences que l'on sait, où l'on cherchera aussi à redresser ses tendances fâcheuses et ses instincts pervers.

Il faut enfin à l'épileptique, malade améliorable, sinon curable, le traitement et les soins qu'exige son état. Résumant les enseignements de sa longue expérience, M. Lacour exigeait « pour refaire un organisme atteint dans « son élément le plus intime, le système cérébro-spinal », le concours de trois facteurs : « la médication, la règle et « le temps, que Sydenham, dans son langage de prati- « cien, appelait le roi des médecins (2). »

(1) R. CHARON. Des fractures spontanées pendant les accès épileptiques. *Ann. méd. psych.*, juillet-août 1899, p. 24.

(2) A. LACOUR. De l'état actuel de l'assistance des épileptiques indigents et de la nécessité de les hospitaliser. (*Lyon médical*, 1, 8 et 15 sept. 1878).

La médication : depuis la découverte de Leycok et
Wilks (1851), il en est au moins une dont l'efficacité
n'est plus à démontrer : la bromuration continue, avec le
secours nécessaire d'une hygiène rigoureuse et l'utile ad-
juvant d'une diététique spéciale.

La règle : tous les auteurs ont noté l'influence sur les
résultats de la cure du calme de la vie morale comme de
l'emploi bien ordonné de l'activité physique.

Le temps : et l'on devra savoir et prévoir, dans tout
système d'assistance, qu'en matière de traitement de l'épilepsie, ce n'est ni par semaines, ni par mois, c'est par
années qu'il faut compter.

Particulière surveillance, conditions spéciales de milieu, traitement continu et prolongé : y-a-t-il, à l'heure
actuelle, des modes d'assistance qui, isolés ou combinés,
puissent répondre de façon satisfaisante à chacun de ces
desiderata ?

D'une manière générale, l'assistance se distingue,
suivant sa modalité, en : hospitalière ou collective, et individuelle ou à domicile.

L'assistance individuelle se recommande par des avantages d'ordre à la fois moral et économique. Elle conserve ou cherche à créer pour l'assisté le bénéfice de la
vie familiale : *directe,* elle apporte à son foyer le secours,
— médical, pharmaceutique, pécuniaire, etc... — auquel
il peut prétendre : *indirecte,* elle le confie, moyennant
subvention, aux soins d'une famille dûment choisie et
surveillée. Elle n'exige aucuns frais de premier établissement, un personnel restreint, des dépenses minimes de

fonctionnement et d'entretien (1). Convient-elle aux épileptiques ?

A la rigueur, — et à condition d'immobiliser à cet
effet l'un de ses membres, qui ne contribue plus dès lors
aux charges de la communauté, — sa famille — naturelle
ou d'adoption — peut exercer sur l'épileptique une surveillance de tous les instants. Exceptionnellement, elle
lui assurera, le temps suffisant, un traitement convenable,
Mais, à peine de le séquestrer, en aucun cas elle ne saurait lui éviter les amères déceptions qu'il retire de ses
rapports sociaux.

Et cependant, sous ses deux formes, directe et indirecte, l'assistance familiale pour les épileptiques a trouvé
des partisans.

A la vérité, un seul auteur, à notre connaissance, a
préconisé comme mode général l'assistance des épileptiques dans leur propre famille. Voici les conclusions présentées par M. Barella (de Chapelle-lez-Herlaimont) :

« Les idiots épileptiques pourront être laissés et assistés dans leurs familles, hormis des cas exceptionnels.

« Les épileptiques aliénés seront soumis aux conditions des autres aliénés.

« Les épileptiques sains d'esprit, mais incapables
de travail, seront assistés dans leur famille...

« En résumé, la base de l'assistance des épileptiques
doit être en famille, à domicile. Là seulement où cette

---

(1) En règle générale, le prix de journée des établissements hospitaliers
est supérieur aux prix de journée payés aux nourriciers ou aux « secours
représentatifs » d'hospitalisation.

assistance est impossible, il y a lieu à placement. Celui-ci doit être l'exception, non la règle (1). »

Nous avouons avoir vainement cherché dans le discours de M. Barella les arguments qui préparent et justifient de pareilles conclusions ; nous nous bornerons donc à les enregistrer ici, à titre de documents, sans commentaires.

Si l'assistance familiale directe, érigée en système général, rencontre aussi peu de faveur, est-ce à dire que l'épileptique doive toujours être distrait de son foyer ou n'y jamais rentrer ? Il serait exagéré, — et cruel, — de le prétendre. Mais nous croyons avec Jolly (2), Pelman (3) Magnan (4), etc..., qu'une telle assistance n'est applicable et ne peut s'étendre qu'à des catégories de malades très limitées et nous souscrivons pleinement aux règles tracées à cet égard par M. Bourneville (5) :

« Les secours à domicile ne s'appliquent pas aux
« *expectants* qui doivent, au préalable, être observés,
« traités et instruits pendant un temps plus ou moins
« long, selon leur état et leur âge, mais aux enfants ou
« adolescents déjà hospitalisés. Il faudra choisir les ma-

---

(1) *Académie de médecine de Belgique*, séance du 24 mars 1894 (*Bulletin*, p. 203 et sq.).

(2) Jolly. De la sollicitude de l'État à l'égard des épileptiques. *Arch. für Psych. und Nervenk.*, XIII, 2.

(3) Pelman. Soins préventifs à l'égard des épileptiques. *Congrès annuel de la Société des médecins aliénistes allemands*, session d'Eisenach, 1882.

(4) Magnan, in préface de Pornain. Assistance et traitement des idiots, imbéciles, etc., 1900.

(5) Bourneville. Des différents modes d'assistance des idiots, des épileptiques et des arriérés. *L'Assistance publique*, 15 décembre 1899.

« lades pour lesquels tout le possible a été tenté, non
« sujets à des impulsions dangereuses, pouvant parfois
« même être relativement utiles dans leurs familles. Il
« s'agira toujours d'une question d'espèce ; il faudra exa-
« miner chaque cas en particulier. Le secours à domicile
« pourra s'étendre aux épileptiques qui n'ont qu'un petit
« nombre d'accès, d'habitude sans délire, sans excitation
« avant ou après les crises, ou encore aux épileptiques
« qui n'ont que des accès nocturnes. »

Il serait même possible, là où les circonstances s'y
prêtent, de maintenir dans leurs familles un plus
grand nombre de malades, surtout d'enfants ; et ce, par
l'organisation et le fonctionnement connexes de *classes
spéciales* et de *consultations externes*.

Les *classes spéciales pour enfants arriérés*, annexées
aux écoles communales ordinaires, ne sont pas chose
nouvelle. Elles existent depuis longtemps déjà dans la
plupart des pays civilisés (Allemagne, Angleterre, Belgique, Suisse, Suède et Norvège, etc...) ; elles sont encore
à créer en France, malgré les efforts incessants de
M. Bourneville(1). Elles réalisent certaines conditions
appropriées à leur clientèle particulière : maîtres ayant
reçu une éducation pédagogique spéciale, nombre d'élè-
ves très restreint par classe, heures de travail réduites au

---

(1) BOURNEVILLE. *Arch. de neurologie*, 1890, t. XX, p. 451 ; *Arch. de
neurologie*, 1893, t. XXVI, p. 173. De l'assistance des dégénérés et des idiots.
Rapport au *Congrès national d'assistance*. Lyon, 1894. *Progrès médical*, 1896,
n° 23 et 1897, n° 26 ; et « Lettre à M. Ch. Dupuy, président du Conseil et
ministre de l'intérieur sur la création de classes spéciales pour les enfants
arriérés », 16 mai 1899.

minimum, récréations fréquentes, programmes comprenant surtout l'enseignement par les sens, leçons de choses de toute espèce, etc... Pourvues des moyens nécessaires pour assurer l'éducation physique, intellectuelle et morale, elles peuvent rendre d'incontestables services et ont produit, en fait, de bons résultats.

Les *consultations externes*, comprises dans le sens le plus large, c'est-à-dire avec délivrance de médicaments (1), seront d'un secours suffisant à ceux des épileptiques qui ont surtout besoin de soins médicaux. Elles peuvent être instituées auprès d'un établissement de bienfaisance, quel qu'il soit : dispensaire, hôpital, asile ; telles qu'elles fonctionnent à Lyon, par exemple, à l'hospice du Perron, ou dans le Loir-et-Cher, sur l'initiative de M. Doutrebente, elles complètent avantageusement les établissements spéciaux (2).

L'assistance familiale indirecte est à l'ordre du jour : presque à elle seule, elle vient d'avoir les honneurs et de

---

(1) Cf. Henri Monod. Circulaire aux préfets sur l'application du « Nouveau règlement-type des hôpitaux et hospices », 15 décembre 1899.

(2) Voici, par exemple, un cas, où le traitement externe s'applique merveilleusement : G... est un épileptique, interné en 1891 à l'asile de Blois pour un violent accès de fureur maniaque ; ses attaques convulsives offrent cette particularité qu'elles sont précédées d'une aura (sensation de constriction épigastrique) ; ainsi prévenu de son attaque imminente, G... a pu, jusqu'à ce jour, éviter tout accident et exercer, sans inconvénients, son métier de charron. Depuis sa sortie de l'asile, il s'est placé sous la direction médicale de M. Doutrebente : tous les mois, très régulièrement, il vient à sa consultation, rend compte du nombre et de la nature de ses accès, soigneusement notés sur un carnet *ad hoc* et il emporte sa provision de médicaments (bromure, oxyde de zinc, etc...). Depuis 10 ans, il n'a pas eu de crise mentale nouvelle.

faire les frais d'un congrès (1). Pierre angulaire du service
de protection de l'enfance, pratiquée de longue date en
Belgique et en Écosse, récemment introduite en France
pour certaines catégories d'aliénés, réclamée pour les
convalescents, pour les vieillards, l'assistance familiale
indirecte a paru susceptible à quelques auteurs de s'adapter aux besoins de certains épileptiques.

Dès 1889, M. *Féré* réclamait « le bénéfice de ce régime
« pour un bon nombre d'épileptiques qui n'ont que de
« rares accès, sans troubles mentaux graves (2) ». L'année
suivante, revenant sur la même idée, il déclarait qu'à son
avis les malades de cette catégorie « seraient suffisamment
« assistés si on leur procurait seulement le moyen d'exer-
« cer leur industrie dans un milieu prévenu de leur infir-
« mité et intéressé à les tolérer (3). » Quelques années
plus tard, *M. Vigouroux*, dans le plan qu'il trace d'un
système complet d'assistance des épileptiques, prévoit,
« en cas d'encombrement » de l'établissement spécial
qu'il préconise, « le placement dans les familles de culti-
« vateurs habitant autour de la colonie, des malades à
« crises rares, en voie de guérison : ce serait, dit-il, en
« quelque manière une sortie d'essai (4). » MM. *Marie et
Manheimer-Gommès* enfin, au récent Congrès d'assistance
familiale, ont attiré l'attention sur les avantages que pourrait présenter pour les épileptiques la colonisation fami-

---

(1) *Congrès d'Assistance familiale*. Paris, 27-31 octobre 1901.
(2) Féré. Du traitement des aliénés dans les familles, 1889, p. 43.
(3) Féré. Les épilepsies et les épileptiques. Paris, 1890, p. 597.
(4) A. Vigouroux. De l'hospitalisation des épileptiques. *Presse médic.*,
30 août 1899.

liale *urbaine*, telle qu'elle fonctionne à Berlin pour les aliénés. Voici à quelles catégories ils la réservent : « Éli-
« minons d'abord ceux qui sont soumis à des régimes
« spéciaux (traitement par l'opium, traitement par l'ali-
« mentation sans sel) et qui doivent demeurer à l'asile
« dans une surveillance médicale constante. Éliminons
« également les épileptiques à caractère difficile, qui ont
« besoin d'une discipline, d'une intimidation constantes ;
« de même ceux sujets à des impulsions. Il y aurait un
« véritable danger à les laisser dehors. Mais il y a un
« très grand nombre d'épileptiques qui sont sujets seule-
« ment à des crises, sans présenter quoi que ce soit
« d'anormal dans leur intervalle... La colonisation rurale
« serait très bonne pour eux. Mais, si nous nous rappor-
« tons à ceux que nous avons connus personnellement,
« le plus grand nombre (employés, ouvriers) serait indi-
« qué pour la colonisation urbaine, et seulement pour
« elle (1). »

Et tous ces auteurs, à l'appui de leurs vues théoriques, citent l'exemple et l'expérience de Gheel ou de Dalldorf.

Le placement familial ne fonctionne à Dalldorf que depuis 1888 ; les convulsifs, — hystériques et épileptiques, —n'y sont qu'en petit nombre (17 au 10 mai 1901) ; il serait prématuré de risquer un jugement. Remarquons simplement que, jusqu'à ce jour, le milieu urbain, d'un avis unanime, était considéré comme très défavorable à l'épilep-

---

(1) A. MARIE et MANHEIMER-GOMMÈS. L'assistance familiale urbaine pour les aliénés inoffensifs (système berlinois). *Congrès d'Assistance fami-liale.*

tique : on recommandait les travaux agricoles, l'exercice au grand air, le calme de la vie rurale. Le système qu'on propose paraît quelque peu méconnaître ces vieux principes, qui, pourtant, ont fait leurs preuves.

Mais c'est Gheel surtout qu'on invoque, Gheel qui existe depuis des siècles et qui, dans l'espace de onze ans, de 1889 à 1900, sur 20 000 malades a reçu 2 000 épileptiques. Nous ne répéterons pas ici les appréciations contradictoires dont Gheel a été l'objet, en ce qui concerne le bien-être des malades, les conditions de traitement, le pourcentage des guérisons, etc. Pour la catégorie spéciale qui nous occupe, le point de vue évidemment le plus important reste celui de la sécurité des malades et de leur entourage. *M. Peeters,* médecin-directeur, a produit naguère la statistique des accidents survenus aux malades de la colonie de 1889 à 1900 ; nous relevons ceux qui intéressent les épileptiques :

1890

Un épileptique est tombé accidentellement dans le canal et s'est noyé.

Un épileptique s'est cassé le tibia.

1891

Un cas de brûlure chez une épileptique.

1894

Une asphyxie dans une crise convulsive (?).

1898

Une fracture compliquée de la jambe dans un accès épileptique.

Une fracture de l'humérus dans un accès épileptique.

1899

Deux cas de brûlures chez des épileptiques par des liqui-
des bouillants.

Une femme, dans un accès convulsif, est tombée dans
un carreau et s'est fendue la lèvre inférieure.

1900

Un homme épileptique a été trouvé à l'état de cadavre
dans un fossé (1).

En résumé, 3 morts accidentelles, 7 accidents graves.

En ce qui touche la sécurité publique, les déclarations
de M. Peeters sont des plus rassurantes : dans une carrière
déjà longue, il n'a vu à Gheel « qu'un seul fait de violences
graves » commises par un malade sur un nourricier : ce
malade était d'ailleurs un épileptique (2).

Pour apprécier convenablement la valeur de cette statistique, il faudrait pouvoir établir, à ce point de vue, la
comparaison entre les colonies familiales et les asiles ou
établissements spéciaux fermés. Nous manquons des données nécessaires et le champ de notre expérience personnelle est vraiment trop restreint ; disons cependant que,
depuis 10 ans, l'effectif combiné des épileptiques de l'hos-

---

(1) PEETERS. La sécurité des aliénés et de leur entourage dans la colonie
de Gheel. *Congrès d'Assistance familiale*, 1901.

(2) Il faut remarquer que les malades admis à Gheel sont « triés sur le
volet, parmi les plus calmes et les plus inoffensifs » ; « les aliénés homi-
cideurs, suicideurs, dangereux pour la morale publique et beaucoup d'épileptiques » sont envoyés à l'asile fermé « très fermé même » de Mortsel.
DOUTREBENTE. Communicat. orale et discussion au *Congrès des aliénistes de
Toulouse*, 1897. *Comptes rendus*, p. 541-543.

pice Dessaignes et de l'asile de Blois oscillant autour de 60 (il est à Gheel de 200 environ), nous n'avons pu relever qu'un seul cas de mort accidentelle (asphyxie pendant la crise, Obs. X plus haut citée), aucun attentat contre les personnes, aucun accident ayant eu des conséquences sérieuses, c'est-à-dire ayant entraîné le séjour dans les infirmeries ; aussi, serions-nous tenté, en ce qui concerne les épileptiques, de n'adhérer qu'avec réserves à la conclusion générale formulée par M. Peeters : « Ce n'est pas le souci de la sécurité publique, de la sécurité des malades qui doit arrêter l'extension du traitement familial. »

Au reste, par quels avantages si particuliers se signale donc le patronage familial ? Pour l'enfant, il s'explique, il s'impose : il crée un foyer à l'orphelin. Il se conçoit pour l'aliéné : il réalise l'isolement sans séquestration. Mais, à l'ordinaire, l'épileptique ne présente aucun de ces besoins. Pourquoi, dès lors, à l'assistance directe, — laquelle, nous l'avons vu, peut convenir aux catégories visées, — vouloir préférer le système plus compliqué, plus onéreux, de la colonisation familiale ? Le seul argument que nous ayons pu trouver nous est fourni par M. Féré ; nous le reproduisons textuellement : « Les épileptiques qui vivent au « milieu de personnes qui ont la même éducation souffrent « constamment de l'infériorité relative à laquelle leur ma- « ladie les réduit ; ils se plaisent mieux avec des personnes « de condition inférieure, qui peuvent supporter sans s'en « plaindre leurs irrégularités et leurs exigences sans leur « faire sentir leur déchéance morbide. A ce point de vue, « le placement des épileptiques dans des familles étrangè- « res, moyennant salaire, peut présenter des avanta-

« ges (1). » On conviendra peut-être que, pour le malade,
« l'avantage » n'est pas à dédaigner, on trouvera assurément
quelque disproportion entre le but poursuivi et les moyens
proposés. Si, d'autre part, l'on exige « moyennant salaire,
de familles étrangères » des qualités aussi rares de dou-
ceur, de patience et de tact, les chances de développement
et d'avenir apparaîtront bien limitées de l'assistance familiale indirecte pour les épileptiques.

L'assistance hospitalière ou collective s'inspire de principes opposés. Moins sensible aux considérations d'ordre
sentimental ou moral, elle ne craint pas de déraciner l'assisté, de relâcher, de briser ses attaches sociales. Sa préoccupation première, même au prix de sacrifices souvent
énormes, est de s'adapter le mieux qu'il est possible aux
besoins spéciaux de sa clientèle spéciale, de centraliser dans
des organismes de plus en plus différenciés des catégories
de plus en plus homogènes d'assistés. Aux malades, aigus
ou chroniques, elle ouvre ses *hôpitaux* (2), généraux ou
spécialisés (contagieux, vénériens, etc.) ; aux vieillards et
aux incurables, elle réserve ses *hospices* (3) et, pour des
destinations toujours plus précises et plus restreintes, elle
multiplie ses *établissements spéciaux* : asiles d'aliénés, ins-

---

(1) Féré. Les épilepsies et les épileptiques, p. 591.

(2) « L'hôpital reçoit : 1° les malades civils, hommes, femmes et enfants,
atteints de maladies aiguës ou chroniques, quelles qu'elles soient, et les bles-
sés ; 2° les malades militaires, etc... » (Règlement-type des hôpitaux et hospices, 15 décembre 1899, art. 24.)

(3) « L'hospice reçoit : 1° les vieillards indigents des deux sexes ; 2° les
incurables et infirmes indigents des deux sexes. » (Règlement-type, art. 25.)

titutions d'aveugles, de sourds-muets, sanatoria pour tuber-
culeux, pour scrofuleux, pour lépreux, etc.

Auquel de ces modes si variés d'assistance ressortit
l'épileptique? Suivant les cas, suivant les temps, suivant
les lieux, il a ce triste privilège de trouver sa place dans
l'un comme dans l'autre de ces divers refuges de l'humaine misère.

L'hôpital l'accueille ou le rebute d'après la forme que
revêt son mal.

Il y a des épilepsies qu'on pourrait dire aiguës : telles
les éclampsies urémique, brightique, puerpérale, telles
les convulsions d'origine traumatique, réflexe, périphé-
rique ou de nature infectieuse ou toxique (épilepsies
syphilitique, alcoolique, saturnine, etc)... A chacune de
ces modalités cliniques d'une même espèce morbide (1),
l'hôpital applique des ressources thérapeutiques qu'il
peut seul réunir au même degré. D'aucuns même pen-
sent qu'il apporte, en certaines circonstances, un empressement excessif à mettre en œuvre son arsenal chirur-
gical.

Par contre, il ferme trop souvent ses portes à des
malades que, réglementairement, il devrait recevoir et
conserver. C'est un fait trop fréquent, presque quotidien,
qu'un épileptique vulgaire, chronique, amené d'urgence
à l'hôpital à l'occasion d'une crise, en soit renvoyé, la

(1) Certains auteurs distinguent ces variétés cliniques de l'épilepsie vraie
et les décrivent comme « affections épileptiformes ». Cf. CHRISTIAN. Épilepsie.
Folie épileptique. *Des différentes formes de l'épilepsie*, p. 40 et sq.

crise à peine passée. Or, en France, tout au moins (1), ce
ne peut être qu'en violation flagrante des proscriptions
légales que les administrations hospitalières se débarras-
sent avec une telle désinvolture de tous les épileptiques
sans distinction : il en est parmi eux qui ont droit d'accès
et de séjour à l'hôpital : aux termes de la loi et des règlements, seuls les « incurables » peuvent en être évincés (2).
Les « chroniques », — et c'est le cas de bon nombre
d'épileptiques (3), — doivent être obligatoirement
secourus.

Si, au prix d'une digression sur un terrain peu fami-
lier, nous nous sommes attaché à établir ce point de
droit, c'est que nous apercevons dans l'hôpital un rouage
important de tout organisme complet d'assistance des
épileptiques. Son rôle, très effacé à l'heure actuelle, pour-

(1) Loi du 15 juillet 1893 sur l'assistance médicale gratuite, et aussi en
Belgique (loi du 1er janvier 1892).

(2) L'art. 35 du nouveau règlement des hôpitaux et hospices, reproduc-
tion textuelle de l'article similaire de l'ancien règlement du 31 janvier 1840,
est ainsi conçu : « Les malades reconnus incurables ne sont pas conservés
dans l'hôpital. »

(3) La distinction des malades chroniques d'avec les incurables a été faite,
ainsi qu'il suit, dans le Rapport général sur l'assistance médicale gratuite en
1895 : « Le chronique est un malade au sens de la loi du 15 juillet 1893,
attendu que son état se modifie constamment, qu'il est exposé à des accidents
aigus, enfin qu'il peut guérir, bien que, dans l'état actuel de la science, il
soit généralement considéré comme peu susceptible de recouvrer la santé.

« L'incurable est l'individu atteint de lésions persistantes, d'infirmités
indélébiles, constituant des obstacles absolus au retour à l'état de santé qui a
précédé la maladie, mais n'étant pas incompatibles avec un état de santé relatif. Le plus souvent, l'art médical ne peut rien pour le soulager ; en tout
cas, on ne saurait invoquer en sa faveur le bénéfice de l'assistance obligatoire
dans l'état actuel de notre législation.

(Actes du Conseil supérieur de l'Assistance publique, fasc. 55, p. 192.)

rait, les circonstances aidant, devenir de tout premier
ordre. Ce serait, avec les moyens d'investigation et de
traitement dont il dispose, d'établir un diagnostic précis,
de fixer une thérapeutique appropriée et de déterminer
alors, en connaissance de cause, le mode d'assistance le
plus adéquat : secours à domicile, placement dans un
hospice d'incurables, dans un asile d'aliénés, dans un
établissement spécial. Sa clientèle nombreuse, sans cesse
renouvelée, lui fournirait les éléments du recrutement le
plus actif. Sans la crainte que l'épileptique ne devienne
pour lui une cause d'encombrement, simple bureau
d'admission et de sélection, il n'aurait plus intérêt à
repousser le malade dès qu'il se présente, mais il utili-
serait pour l'attirer et le retenir le légitime prestige
dont il jouit. Ainsi compris, il serait vraiment, comme
le voulait déjà M. Semal (1), un moyen « primordial
d'assistance ».

Pour être admis à l'*hospice*, « le candidat doit établir : 1°.....

2° Qu'il est atteint d'une maladie ou d'une infirmité
reconnue incurable ;

3° Que cette maladie ou cette infirmité le met dans
l'impossibilité de pourvoir à ses besoins par son travail ;

4 .... 5°....

6° Qu'il ne peut être secouru utilement à domicile (2). »

---

(1) *Académie de médecine de Bruxelles*, séance du 30 juillet 1887 (*Bulletin*, p. 615).

(2) Règlement-type des hôpitaux et hospices, art. 38.

VERNET.   4

Il ne se rencontre que trop d'épileptiques pour réunir ces trois conditions : incurabilité certaine, impossibilité de travail utile, inaptitude au secours individuel ; et les hospices renferment effectivement un fort contingent de comitiaux. Même, à l'inverse de l'hôpital, l'hospice méri-terait plutôt le reproche de recevoir trop facilement un trop grand nombre de ces malades. On a vécu si long-temps (quelques-uns vivent encore) sur le dogme de l'in-curabilité de l'épilepsie que le seul nom de la névrose suffit à évoquer chez certains ce décevant pronostic, à déterminer par suite le placement à l'hospice. Or, une telle pratique ne va pas sans inconvénients ; nous en avons eu maintes fois la preuve à l'hospice Dessaignes (1) : des améliorations considérables ont été obtenues chez des malades jusqu'alors abandonnés sans traitement dans des asiles d'incurables (cf. en particulier Obs. IX, déjà citée). Il serait à désirer que les commissions d'hospices, avant d'accueillir la demande, s'assurent, de façon plus sévère, de l'incurabilité du « candidat » (2).

---

(1) Lequel, à ce point de vue comme à d'autres — on le verra plus loin par la proportion des malades traités — ne mérite aucunement sa dénomi-nation d' « hospice ».

(2) Il faut reconnaître, à la décharge des hospices, que, dans l'état actuel de la science, le pronostic de curabilité en matière d'épilepsie reste des plus délicats. Cf. les Traités généraux. En ce qui concerne particulièrement la médication classique par les bromures, on ne sait au juste sur quels indices faire foi pour prévoir, a priori, les chances d'efficacité ou d'échec. Cette étude pronostique spéciale, dont l'importance pratique ne saurait échapper, n'a été tentée jusqu'à ce jour, à notre connaissance, que par Aug. Voisin. Leçons cliniques sur les maladies mentales, etc., 1883, p. 612 et sq. Les recherches de cet auteur n'ont pas abouti à un résultat positif et précis ; elles établissent cependant — et l'expérience de l'hospice Dessaignes n'est pas pour infirmer

La même attention devrait être apportée à n'admettre
dans les hospices que des épileptiques incapables de tout
travail. Par destination, ces établissements sont lieux de
repos et ne sauraient offrir à ceux de leurs pensionnaires
qui peuvent dépenser quelque activité que des besognes
insignifiantes et futiles. C'est un spectacle d'une indicible
tristesse, — et qu'il nous a été donné d'avoir dans l'un
de ces quartiers d'épileptiques perdus au fond d'un
immense hospice de province, — que celui de ces hommes
jeunes et vigoureux, répétant interminablement leur inutile promenade le long d'un mur, sous un préau.

Garderie pour l'idiot non dangereux, non éducable,
pour le dément apathique et inoffensif : voilà ce que peut
être l'hospice à l'endroit des épileptiques. Mais qu'il
n'immobilise pas dans une oisiveté improductive et
funeste, qu'il ne retienne pas dans une négligence ou dans
un abandon thérapeutiques coupables l'épileptique valide,
de cerveau sain, capable de rendre des services, susceptible d'en recevoir.

Parmi les *établissements spéciaux* déjà existants, il en
est auxquels l'on pense tout naturellement dès qu'il s'agit

---

ces conclusions — que ni l'ancienneté de la maladie, ni la nature, ni la fréquence, ni la prédominance diurne ou nocturne des accès, ni l'âge, ni la
conformation anatomique, ni même l'état mental du sujet ne peuvent fournir un criterium certain de l'utilité ou de la vanité de toute entreprise thérapeutique. Il s'ensuit, en bonne logique, qu'on ne pourra prononcer le mot
d'*incurabilité*, avec ses conséquences administratives, qu'après un essai suffisamment prolongé du traitement le plus usuel. Ce serait là, à notre sens —
nous l'avons dit — l'une des prérogatives essentielles dévolues à l'hôpital.

d'hospitaliser les épileptiques. Conditions exceptionnelles de surveillance, ressources variées de travail industriel et agricole, direction médicale particulièrement compétente, tous ces desiderata essentiels que nous avons formulés pour les épileptiques ne se trouvent-ils pas d'ores et déjà réalisés, — et au plus haut degré, — dans les *asiles d'aliénés*?

Aussi, l'internement des épileptiques dans les asiles a-t-il compté de tous temps et aujourd'hui encore de chaleureux défenseurs. « Nul mode d'assistance, déclare « M. Lapointe, ne s'adapterait mieux à leur état que leur « placement dans les asiles d'aliénés, qui dispensent à « chacun, suivant le caractère et le degré de son affection, « la dose de bien-être, de distraction, de liberté et de vie « commune, qu'il peut supporter... Aucun établissement, « par sa distribution et son organisation ne convient « mieux aux exigences pathologiques des épileptiques... « C'est au point que s'il s'agissait d'édifier de toutes pièces « un refuge pour une population importante de ces mal- « heureux, on devrait avant tout songer aux principes qui « président à l'édification d'un asile d'aliénés. On n'aurait « que des modifications sans importance à leur faire « subir... D'ailleurs, placés dans les asiles ordinaires, « rattachés à leur administration et soumis à leur « régime, les épileptiques n'imposeraient à peu près que « leur dépense d'entretien » (1). Et M. Lapointe se flatte d'avoir recueilli pour son idée l'approbation « au moins

(1) LAPOINTE. Des épileptiques simples et de leur hospitalisation. *Ann. méd. psych.*, mai 1886, p. 412-413.

implicite des hommes les plus compétents qui se sont
occupés de cette question » (1).

Au reste, les mérites de cette combinaison n'avaient
pas frappé les seuls aliénistes : séduits surtout par ses
avantages économiques incontestables, nombre de conseils généraux, quelques administrations locales mêmes,
ont songé à utiliser les asiles pour les épileptiques, « qui
leur créent des embarras ».

Par malheur, une telle solution se heurte à un veto
légal absolu. Volontairement, en connaissance de cause,
et non par omission comme on l'a dit, le législateur de
1838 a exclu du bénéfice de son œuvre les épileptiques
simples. Malgré les efforts de Ferrus, la loi du 30 juin
est restée muette à leur sujet. Par prétérition en quelque
sorte, elle établit la distinction, affirmée plus tard par les
règlements administratifs, entre épileptiques simples et
épileptiques aliénés : à ces derniers seuls elle réserve l'asile.

Depuis lors, les pouvoirs publics ont constamment
tenu la main à la stricte observance de ces prescriptions.
Ils se sont invariablement opposés à toutes les tentatives
faites en sens contraire par les assemblées départementales (2). Et chaque fois que l'administration supérieure a
eu officiellement connaissance de l'internement d'un épileptique simple dans un asile, elle a immédiatement ordonné l'élargissement (3).

(1) LAPOINTE. Loc. cit., p. 407.
(2) Le Conseil général du Loir-et-Cher en a fait l'expérience à deux
reprises (1851 et 1875).
(3) Le fait s'est produit à Blois en 187.. Dans un transfert d'aliénés de
la Seine, un épileptique simple fut envoyé, par mégarde, à l'asile de Blois.

A vrai dire, pour justifier cette rigueur, on ne saurait faire valoir de nos jours l'argument qui parut décisif lors de la discussion de la loi. On craignait alors d'imposer d'un coup aux contribuables des charges trop onéreuses en édictant l'obligation d'assistance à la fois pour les épileptiques et pour les aliénés : aujourd'hui, les conseils généraux s'offrent d'eux-mêmes à supporter ces dépenses. C'est sur des considérations d'ordre technique qu'on s'appuie surtout (1) pour maintenir en vigueur les disposions législatives précitées.

« L'accord est complet, écrit M. Vigouroux, sur les « multiples inconvénients que présente le mélange des « épileptiques même délirants avec les autres aliénés (2). Dès 1854, Delasiauve s'élevait contre cette « promis- « cuité, justement l'objet de la réprobation générale » (3).

Il réclama énergiquement et en appela non seulement à l'administration, mais aussi au parquet. L'inspecteur général Lunier fut envoyé ; une enquête eut lieu. Justice fut rendue au plaignant, et aussi la liberté. De plus, l'acte de « légèreté » par lequel on avait pu confondre un épileptique sain d'esprit avec un aliéné fut l'objet d'un blâme motivé.

(1) Sans en faire état, nous ne saurions passer sous silence les raisons d'ordre sentimental qui ont été invoquées contre l'internement de l'épileptique à l'asile. Lasègue, qui, cependant, acceptait « ce compromis louable », ajoutait : « L'asile d'aliénés n'est qu'une ressource suprême et non moins défaillante que les autres. A un supplice inconscient, on ajoute le supplice conscient d'une cohabitation avec des malades sans parité. C'est comme un avertissement odieux de la destinée dont l'avenir a charge, une sorte de mise en demeure de se préparer à la folie prochaine. » Archives gén. de médecine, déc. 1877. M. Crocq proteste contre cette « tare imméritée » et M. Masoin y voit un mélange inacceptable d'illégalité, d'inhumanité et de difficultés. Acad. de méd. de Bruxelles, séances des 24 février et 27 octobre 1894.

(2) Vigouroux. Loc. cit.

(3) Delasiauve. Traité de l'épilepsie, p. 513.

Et, en principe tout au moins, les asiles français doivent réserver un quartier distinct à l'usage de leurs aliénés épileptiques (1).

L'observation et l'expérience ont en effet montré combien ces contacts étaient fâcheux. Le caractère susceptible, taquin, querelleur et violent de l'épileptique le rend d'un commerce très peu agréable aux autres aliénés. Ses crises convulsives leur inspirent de la répulsion, il s'en rend compte, il en souffre, il éprouve contre eux de la rancune. Ou bien, perdant totalement le souvenir de ses états mentaux, il est porté à se croire, dans l'intervalle de ses moments de trouble, un être plus normal que ceux qui l'entourent. C'en est assez pour expliquer les froissements, les conflits si fréquents dans les quartiers d'asile et que Bodelschwingh a signalés avec tant de vérité (2). Et l'on comprend que, malgré l'invite de M. Lapointe (3), l'exemple et la pratique de Legrand du Saulle aient trouvé peu d'imitateurs : « en face d'un « épileptique intelligent, plein de cœur, armé pour la « lutte », Legrand du Saulle n'hésitait pas à entrer « dans « les voies de l'illégalité » ; il forçait de parti pris la note mentale, il lui « jetait sur les épaules la livrée du

---

(1) « Tous les médecins sont d'accord sur la nécessité de séparer les épileptiques des autres aliénés ; en fait cette séparation se trouve réalisée dans la presque totalité des asiles français. Dans un certain nombre, néanmoins, les épileptiques sont encore confondus dans un seul et même quartier, tantôt avec les malpropres, tantôt, mais beaucoup plus rarement, avec les agités. » Constans, Lunier, Dumesnil. Rapport général sur le service des aliénés, 1874, p. 93.

(2) In Rieger. Des établissements spéciaux, etc... (Irrenfreund, 1885).

(3) Lapointe. Loc. cit., p. 407.

« délire » (1), il le faisait interner à l'asile. Il ne nous dit
pas combien de temps il y restait.

L'asile pour les délirants, l'hospice pour les incurables, l'hôpital pour les aigus, le secours à domicile ou le
patronage familial pour les améliorés et les privilégiés,
telles sont donc, à l'heure actuelle, les ressources dont dispose l'assistance, tel est l'emploi qu'elle en peut faire à
l'usage des épileptiques. Et il apparaît immédiatement
qu'elle n'a rien préparé, rien prévu pour l'épileptique qu'on
pourrait dire *ordinaire*, pour celui dont nous avons narré
en détail la vie difficile et pour qui nous avons essayé d'é-
tablir la nécessité de l'assistance. C'est pour combler cette
lacune qu'on a depuis longtemps réclamé, en quelques
endroits créé, des *établissements spéciaux pour épileptiques.*

A de rares exceptions près (2), tous les auteurs sont
d'accord sur l'opportunité et l'utilité de pareille institution ;
ils se divisent sur le rôle et l'importance qu'on lui doit
attribuer. Les uns ne veulent voir dans l'organisme nouveau que le complément nécessaire et suffisant des rouages déjà existants ; les autres rêvent d'en faire l'organe
unique d'un système complet d'assistance.

Les adeptes de cette dernière conception (Wildermuth,
Rieger, Hambursin, Peeters, Ph. Rey, Ewart, Peterson,
Marandon de Montyel, Vigouroux, etc.) affirment que
toutes les distinctions administratives qu'on a tenté d'éta-

(1) *Société médico-psychologique*, 28 octobre 1878.
(2) MM. Semal et Lapointe, par exemple. *Loc. cit.*

blir entre les diverses catégories d'épileptiques « ne repo-
sent sur aucune base scientifique sérieuse » (1), qu'elles
restent artificielles, factices, pour le moins secondaires ; ils
acceptent et prennent pour devise le mot de Delasiauve :
« Épileptiques avant tout. » Dès lors, pour se mettre en
harmonie avec les besoins variés d'une clientèle si étendue, l'établissement spécial devra remplir certaines conditions d'aménagement et de sectionnement que M. Bourneville résume comme suit : « L'asile spécial doit
« comprendre des salles ordinaires pour les épileptiques
« tranquilles », pour les « demi-tranquilles » et en outre,
« des réfectoires et des ateliers..... De plus, comme l'épi-
« leptique est sujet à des « périodes d'excitation » qui
« peuvent aller jusqu'à la manie furieuse, il faut des
« chambres d'isolement, un « quartier de cellules ». Et
« comme les accès peuvent aboutir à la démence la plus
« complète, il faut un quartier ou une salle de « gâteux »...
« Enfin, l'épileptique est sujet à des accidents graves (états
« de mal, plaies, fractures, etc...) et à des maladies inter-
« currentes qui nécessitent une « infirmerie » et, pour les
« maladies contagieuses », un pavillon particulier. Nous
« ne parlerons pas des services généraux, des bains, des
« douches, des préaux découverts et couverts, vastes et
« avec des subdivisions, en raison de l'irritabilité de
« ces malades. Nous signalerons seulement la nécessité
« d'avoir un domaine suffisant pour le travail horticole et
« agricole (2). »

---

(1) BOURNEVILLE. *Congrès national d'assistance.* Lyon, 1894, p. 417.
(2) BOURNEVILLE. *Congrès d'assistance de Lyon,* p. 420.

MM. Jolly, Pelman, Masoin, Lacour, Carrier, etc., émettent pour l'établissement projeté des prétentions plus modestes. Ils prévoient simplement, outre les services généraux et les moyens usuels de travail, une division d'adultes pour chaque sexe, une section spéciale pour les enfants. C'est qu'ils se refusent à admettre dans la population de l'établissement tous les éléments qui peuvent être une cause permanente de trouble ou d'embarras : ils laissent les gâteux à l'hospice, les délirants à l'asile, ils n'ont en vue que les seuls épileptiques *simples*. Et ce départ, souvent « difficile à établir scientifiquement », leur paraît « pratiquement possible : il semble s'imposer » (1).

A quelque parti que l'on se range, il reste encore à faire choix, au point de vue de la nature de l'établissement entre les deux systèmes aujourd'hui en faveur : les *colonies autonomes* et les *quartiers annexes aux asiles*.

Les *colonies autonomes*, agricoles et industrielles, préconisées de nos jours par MM. Peeters, J.-J. Crocq, Ewart, Peterson, Marandon de Montyel, Vigouroux, etc., se recommandent de l'autorité de Ferrus et de Delasiauve (1849) et surtout de l'exemple célèbre de Bielfeld. Nous dirons plus tard en détail l'histoire si curieuse de cette colonie-type, tout entière l'œuvre du pasteur von Bodelschwingh. Déjà vieille de 35 ans, c'est aujourd'hui un village de 3 000 épileptiques avec tous ses organes, école, église, théâtre, promenades, etc... Et l'expérience a paru assez concluante pour que, dans certains pays, des institutions

---

(1) Alb. CARRIER. *Congrès d'assistance de Lyon*, p. 413.

d'Etat aient été organisées sur le modèle de Bielfeld : Wuhlgarten, Uchtspringe, en Allemagne, Craig's Colony dans
l'État de New-York, etc...

Placées à la campagne, autant que faire se peut à proximité d'une grande ville pour faciliter le ravitaillement
comme l'écoulement des produits, ces colonies se composent de petites constructions, de villas, de cottages varia-
bles d'architecture et d'aspect suivant leur destination :
école, ateliers, ferme, infirmerie, laboratoires d'études et
de recherches, etc... Lorsque, comme c'est la règle, elles
reçoivent indifféremment tous les épileptiques sans distinction, sans épithète, elles possèdent en outre un hôpital et des pavillons spéciaux pour agités et pour gâteux.

Avec de tels moyens et un tel outillage, joignant au
précieux bénéfice de la vie familiale les avantages de l'hospitalisation, les colonies d'épileptiques s'imposeraient
assurément comme mode idéal d'assistance, si elles n'é-
taient passibles d'un reproche grave : dans l'état actuel
des choses, les frais de premier établissement qu'elles
exigent seraient évidemment considérables. Sans doute,
on opposera ici encore l'exemple de Bielfeld, qui, presque sans ressources initiales, par le seul travail des colons
aidé de quelques subventions, est devenu une institution
énorme, florissante, se suffisant presque à elle-même. Et
l'argument a de la valeur : il prouve qu'en principe une
colonie agricole et industrielle peut se développer à peu
de frais. Mais l'exemple de Bielfeld est resté unique : les
colonies similaires créées ultérieurement de toutes pièces
par divers États ont absorbé des crédits très élevés. Peut-on
espérer qu'il en serait différemment en France, le jour où

un texte de loi prescrirait l'établissement de colonies pour épileptiques ? En tous cas, les pouvoirs publics paraissent peu disposés à entrer dans la voie nouvelle où l'on veut les engager : lors de la discussion au Sénat du « Projet de loi portant revision de la loi du 30 juin 1838 sur les aliénés », le gouvernement fut vivement sollicité par la commission sénatoriale de prendre à sa charge la création d'un établissement modèle pour épileptiques et idiots. Il s'y refusa énergiquement (1). Or, en France, — le département de la Seine excepté, — n'est-ce pas l'État seul qui peut faire les frais et subvenir aux besoins d'un organisme aussi considérable qu'une colonie autonome ? Ainsi sans doute en aura jugé le Parlement ; il n'aura pas cru pouvoir imposer aux départements les charges d'institutions spéciales, car, depuis lors, les rapporteurs successifs du projet en instance se sont tous ralliés, — quelques-uns à regret, — au système plus modeste mais moins onéreux des quartiers annexes (2).

L'idée n'est pas nouvelle de recevoir les épileptiques

---

(1) Séance du 30 novembre 1886. *Journal off*. Débats parlement. Sénat, p. 1333 et sq. — Nous aurons occasion de revenir plus tard et plus longuement sur cette question.

(2) A la vérité, il serait loisible à plusieurs départements de s'entendre pour créer et entretenir à frais communs un établissement régional qui pourrait être une colonie agricole et industrielle (art. 89 de la loi du 10 août 1871). Pareille initiative a été prise naguère (1892) par quelques départements du Midi de la France (Bouches-du-Rhône, Gard, Hérault, Var et Vaucluse) ; il s'agissait d'instituer un établissement interdépartemental pour enfants arriérés. Malgré les efforts persévérants de M. Ph. Rey, son promoteur, le projet n'a pas abouti.

dans des établissements voisins, mais indépendants des asiles d'aliénés. Déjà émise par Pasquier, de Lyon, en 1835, et par Brierre de Boismont, en 1836, elle fut reprise et développée plus tard par les inspecteurs généraux Parchappe (1) et Lunier (2), elle trouva faveur auprès des deux premiers Congrès français des médecins aliénistes (3) et du Congrès international d'assistance de 1889, elle reçut, enfin, sur rapport de M. Bourneville, l'entière approbation du Conseil supérieur de l'assistance publique (séance du 10 juin 1891). Certains conseils généraux, d'ailleurs (Allier, Loir-et-Cher, par exemple), sans attendre les injonctions éventuelles de la loi, ont annexé à l'asile d'aliénés de leur département un quartier spécial d'épileptiques. Si bien qu'en France, où il a recueilli, — il est vrai, — le plus de suffrages, le système des quartiers-annexes se présente d'ores et déjà avec la sanction d'une partielle mais suffisante expérience.

On ne peut dissimuler qu'il doive la particulière faveur dont il jouit, dans notre pays, surtout aux avantages économiques indéniables qu'il présente: utilisant les ressources de l'établissement principal (domaine agricole, ferme, ateliers, etc...) et ses services généraux (service médical, administration, etc...), le quartier-annexe n'exige que le minimum de frais d'installation et de dépenses d'entretien.

---

(1) PARCHAPPE. Des principes à suivre dans la fondation et la construction des asiles d'aliénés, p. 6, 1853.

(2) LUNIER. Des épileptiques; des moyens de traitement et d'assistance qui leur sont applicables. *Ann. méd. psych.*, mars 1881.

(3) *Congrès des médecins aliénistes de langue française.* Rouen, 1890, p. 256; Lyon, 1891, p. 215-236.

Au demeurant, il répond, — aussi bien que l'asile, et
sans offrir les mêmes inconvénients, — aux desiderata
essentiels de sa clientèle spéciale : surveillance exacte,
moyens variés de travail, soins éclairés. On reconnaîtra
même qu'il évite un reproche grave qu'on peut adresser
au système des colonies : il assiste le malade le plus près
possible de son domicile (1) ; dans la règle, un quartier-
annexe n'est appelé à desservir qu'un département ; une
colonie autonome suppose évidemment un rayon d'action
beaucoup plus étendu.

Ces avantages paraissent décisifs : ils ont été contestés
et le système des quartiers-annexes a été l'objet de vives
critiques.

« Les quartiers spéciaux, a-t-on dit, ne seront jamais
« que des annexes, c'est-à-dire des installations secon-
« daires, et il est fort à craindre que le médecin traitant,
« absorbé déjà par les soins à prodiguer à de nombreux
« aliénés, peut-être plus intéressants, dans tous les cas
« plus curables, n'ait pas le loisir d'accorder aux épilep-
« tiques toute l'attention dont ils ont besoin. Ils deman-
« dent précisément beaucoup de temps et nécessitent une
« grande persévérance ; la lutte contre l'épilepsie est diffi-
« cile ; qui ne s'y consacre pas entièrement ne saurait en
« sortir vainqueur. Aussi, aujourd'hui, les épileptiques,

(1) C'est une règle primordiale en matière d'assistance. Qu'on se rappelle les protestations soulevées par « la pratique barbare » des transferts
que le département de la Seine applique à ses aliénés. Même leur envoi dans
les colonies familiales se heurte encore à de sérieuses résistances, bien que,
dès 1892, M. Marie ait obtenu des réductions spéciales de transport pour les
familles qui désirent rendre visite à leurs malades.

« enfermés dans les quartiers que possèdent les asiles
« départementaux, ne sont-ils presque partout l'objet
« d'aucun traitement particulier. » Le reproche est grave,
l'appréciation sévère : l'un et l'autre émanent de M. Marandon de Montyel (1). Nous ne saurions les prendre à
notre compte, notre expérience personnelle, il est vrai
très restreinte, ne nous ayant pas permis, jusqu'ici, d'en
vérifier la justesse (2).

La seconde objection élevée contre les quartiers-
annexes nous parait mieux fondée. Nous avons dit les
inconvénients multiples qu'offre le mélange des épileptiques avec les aliénés. Or, « les épileptiques de l'annexe
« et les aliénés de l'asile se retrouveront côte à côte dans
« les ateliers, dans les services généraux, dans les terrains
« de culture, et les causes d'excitation, d'effroi pour les
« uns, de dispute et de rancune pour les autres, se repro-
« duiront (3). » Remarquons cependant que les contacts
ici seront moins prolongés, que le travail, par l'attention
qu'il exige, par l'intérêt que parfois il suscite, constitue
aux discussions et aux querelles un puissant dérivatif et
qu'enfin les éléments capables d'être ainsi utilisés sont,
sans conteste, les meilleurs de l'asile, à l'ordinaire conva-

_____

(1) De l'hospitalisation des épileptiques. *Ann. médico-pych.*, janvier 1893,
p. 53.

(2) Il ne nous appartient en aucune façon de délivrer des certificats : nous
pouvons cependant témoigner — et nous espérons pouvoir établir par la suite
— que les épileptiques de l'hospice Dessaignes — quartier-annexe — auraient
mauvaise grâce à se plaindre d'être négligés ; ils se plaisent d'ailleurs eux-
mêmes, à toute occasion, à reconnaître le contraire.

(3) A. VIGOUROUX. De l'hospitalisation des épileptiques. *Presse médic.*,
30 août 1899, p. 61.

lescents ou chroniques calmes. Il reste néanmoins qu'il faudra au médecin beaucoup de doigté, aux chefs d'atelier et de culture beaucoup de tact pour accoupler et faire vivre en bonne harmonie épileptiques et aliénés (1).

Autre grief : « les épileptiques hospitalisés à l'annexe « seront sujets à des troubles intellectuels variés, à des « périodes d'excitation et de dépression. Si on les sépare « des autres épileptiques dits aliénés, il faudra que l'an- « nexe qui les reçoit possède à son tour des divisions cor- « respondant à ces différents états, à moins que les « malades ne fassent la navette entre leur établissement « spécial et l'asile proprement dit. Il faudra donc deux « organismes spéciaux dans l'asile : dans la section spéciale « des épileptiques aliénés où se trouveront mélangés des « calmes, des excités, etc..., et dans l'annexe des épilep- « tiques simples qui présentent ces mêmes états (2) ».

On ne saurait méconnaître la portée de l'argument. A notre sens cependant, il vaut moins contre le principe même que contre l'application actuellement faite en France du système des quartiers-annexes. Aussi longtemps que la législation qui nous régit n'aura pas été modifiée, l'annexe ne pourra recevoir et conserver que des épilepti- ques simples : d'où évidemment va-et-vient incessant de

---

(1) L'expérience de l'hospice Dessaignes ne paraît pas défavorable à ces rapprochements ; on n'a eu jusqu'à ce jour aucun conflit grave à déplorer entre malades des deux origines. Il est vrai que l'hospice possède en propre un atelier de couture et un domaine horticole, où il est toujours possible d'occuper les sujets auxquels ne convient pas le travail en commun avec les aliénés.

(2) Vigouroux. *Loc. cit.*

l'annexe à l'asile, de l'asile à l'annexe (1). Mais on peut
concevoir, — comme le prévoyait d'ailleurs l'un des projets soumis au Parlement (2), — que l'annexe, convenablement aménagée, admette et retienne tous les épileptiques indistinctement : dès lors, plus de « navette »,
plus de double emploi. Bien au contraire ; l'asile, débar-
rassé de ses épileptiques qui contribuent à l'encombrer,
pourrait disposer pour d'autres fins du quartier spécial
qu'ils y laisseraient vacant. Ainsi compris, le quartier-
annexe échapperait au reproche assurément le plus sérieux
qui lui ait été adressé ; il serait même, pour l'établissement principal, d'un secours qu'en maints endroits on
saurait apprécier.

Colonie autonome ou quartier annexe, l'établissement
spécial pour épileptiques devra, pour répondre le mieux
à sa destination, présenter dans son aménagement et dans
son organisation quelques particularités.

De l'avis unanime (3), il est de première nécessité

---

(1) D'après M. Albert CARRIÈR, *Congrès des aliénistes*. Lyon, 1891, les
rapports entre les deux institutions seraient beaucoup moins fréquents qu'on
veut bien le dire ; d'après sa statistique personnelle, 6 malades seulement sur
231 ont dû être transférés de l'hospice du Perron à l'asile. La proportion
observée à l'hospice Dessaignes est beaucoup plus élevée : 9 épileptiques sur
57 ont été évacués définitivement sur l'asile, et, ordinairement, pareille dé-
termination n'est prise qu'après plusieurs internements provisoires suivis de
réintégration.

(2) Projet BOURNEVILLE. Le quartier-annexe comprendrait 3 sections :
tranquilles, agités, déments, plus une division spéciale pour les enfants. Cette
question des quartiers-annexes intéressant plus spécialement la France, nous
réservons son étude détaillée pour le chapitre suivant.

(3) Rapport des inspecteurs généraux pour 1874, p. 93 ; BOURNEVILLE.
Rapport au *Congrès d'assistance de Lyon*, p. 216-217 ; J. SANDRET. Construction des asiles d'aliénés, p. 33, 1900, etc...

VERNET.   5

que les bâtiments d'habitation soient installés à rez-de-chaussée : on évitera ainsi aux malades les dangers auxquels les exposent la montée et la descente des escaliers et l'on préviendra les risques de chute par les fenêtres au cours d'une attaque convulsive ou d'un état d'automatisme inconscient, par exemple. L'accès des locaux sera facile ; leur mobilier léger, non rivé au plancher, non susceptible, par suite, de fournir le point d'appui résistant sur lequel se brise un membre convulsé ; les angles seront arrondis, pour le moins émoussés, les lits bas et disposés, si possible, pour éviter les chutes pendant les crises nocturnes. D'ailleurs, pas de moyens de contention, qui trouvent chez les épileptiques leur plus légitime et leur plus formelle contre-indication : récemment encore (1), M. Charon rapportait plusieurs cas de fractures graves qu'on peut inscrire à l'actif de la camisole et des entraves, appliquées à des comitiaux solidement fixés sur des fauteuils de force. Aux agités et aux furieux, on réservera donc des chambres d'isolement.

Beaucoup plus discutée est la question de savoir si l'établissement spécial pour épileptiques pourra sans inconvénients recevoir des idiots. On aperçoit, sans qu'il soit besoin d'insister, les avantages économiques que comporte pareille fusion. Or, Wildermuth, qui dirige la colonie mixte de Stetten, s'exprime en faveur de ce mélange ; il a remarqué que la plupart des jeunes épileptiques qui sollicitent leur admission dans la colonie, se

_____

(1) CHARON. *Ann. méd. psychol.*, juillet 1899, p. 24.

trouvent dans un état intellectuel tel, que le système d'éducation et d'instruction qui convient aux faibles d'esprit leur est parfaitement applicable. Bodelschwingh est d'un avis différent. Il reconnaît bien que des épileptiques idiots et des idiots non atteints de haut mal peuvent sans inconvénients être élevés ensemble ; mais « il en est tout « autrement, dit-il, pour les enfants épileptiques dont « l'intelligence est intacte, et dont les parents s'opposent « à un placement dans une institution qui serait un « établissement pour idiots, alors même que cet établis- « sement aurait des quartiers spéciaux pour les épilep- « tiques (1) ». Il en sera de même a fortiori pour les épileptiques adultes non atteints d'idiotie. Nous déclinons évidemment toute compétence pour trancher dans un sens ou dans l'autre la controverse ; aussi bien serait-il possible de concilier dans une certaine mesure les deux thèses opposées : on réserverait aux adultes, plus sensibles aux contacts déplaisants, des établissements distincts, on réunirait au contraire les enfants dans une même institution médico-pédagogique, comme le fait déjà M. Bourneville, à Bicêtre, on sait avec quel succès.

On voit combien variée peut être la conception de l'assistance nécessaire à l'épileptique. Les uns demandent qu'on le laisse vivre dans le milieu normal, la plupart estiment qu'il faut l'hospitaliser. Celui-ci le veut à l'hôpital, celui-là à l'hospice et cet autre à l'asile. Lui réserve-

---

(1) In Riegger. *Loc. cit.*

t-on un établissement spécial? On discute sur sa destination, sur sa nature, sur son rôle. En présence de tant
d'avis divers et si contradictoires, on hésite à formuler
des conclusions absolues. Au reste, une telle entreprise
serait encore prématurée ; un élément important d'appréciation nous fait défaut : ces divers modes, ces systèmes
différents d'assistance ont reçu, ici ou ailleurs, leur application ; nous pouvons les juger à l'œuvre, les saisir dans
leur fonctionnement et peut-être l'étude précise des actes
et des faits est-elle de nature à modifier l'opinion théorique
que nous pourrions déduire de la seule analyse des discussions techniques engagées.

ÉTAT ACTUEL DE L'ASSISTANCE

Quelque réserve que l'on doive apporter à faire état, en matière d'assistance, plus peut-être qu'en toute autre, de l'expérience acquise à l'étranger, on conviendra qu'il serait du plus haut intérêt, de la plus grande utilité pour l'objet de notre étude, de connaître de façon exacte sous quelle forme s'est posée dans les différents pays la question de l'assistance des épileptiques, comment elle a été abordée, si elle a été résolue. — Les éléments d'information et d'appréciation que nous possédons à cet égard restent très insuffisants et très incomplets. Les rechercher, les réunir est une tâche au-dessus des efforts et des moyens individuels, aussi puissants qu'on les suppose : l'inspecteur général Lunier s'y est essayé, les renseignements qu'il a recueillis « aux meilleures sources » remplissent à peine deux pages de son mémoire (1). Seule une administration officielle peut prendre l'initiative de l'enquête internationale qu'un tel travail nécessite, et, avec les ressources dont elle dispose, avoir chances de la mener à bien. A la demande de l'Académie de médecine de Bruxelles, le gouvernement belge a fait procéder en 1887 à un enquête de cette nature par l'intermédiaire de ses agents accrédités à l'étranger. Malgré les lacunes qu'ils

---

(1) LUNIER. Des épileptiques, etc... *Ann. médico-psychol.*, mars 1881.

présentent, les résultats obtenus, publiés dans le remarquable rapport de M. Masoin (1), sont des plus instructifs et restent le fondement solide, mais encore unique, et déjà ancien, de nos connaissances sur ce sujet. Il serait désirable à tous points de vue que l'œuvre ainsi amorcée fût reprise, complétée, parachevée. Nos prétentions ici devaient être plus modestes : nous ne pouvions que relever dans la littérature les documents afférents à la question qui nous occupe, y joindre, le cas échéant, les renseignements tirés de nos relations personnelles et tenter, avec ces matériaux, la simple esquisse d'un tableau d'ensemble de l'assistance des épileptiques dans les divers pays (2).

Nous grouperons sous trois chefs les données que nous aurons ainsi réunies.

Les recherches statistiques nous occuperont tout d'abord ; aussi bien leur importance est-elle primordiale.

Nous avons dit la gravité des conséquences individuelles de l'épilepsie et combien sombre pouvait être son pronostic : il nous reste, pour établir le rang auquel elle a droit dans les préoccupations publiques, à déterminer un autre facteur, à savoir : l'extension qu'elle a prise aux dépens du corps social tout entier. Et l'on verra que, s'il y aurait certes exagération notoire à prétendre que l'épilepsie doive être placée sur le même plan que la syphilis, l'alcoolisme, la tuberculose, par exemple, ce serait une

---

(1) MASOIN. Rapport à l'*Académie de médecine de Bruxelles*, 30 novembre 1889. *Bulletin*, p. 633-660.

(2) Nous indiquerons, à propos de chaque pays, les sources spéciales auxquelles nous avons puisé.

erreur non moins évidente de croire qu'elle est assez dis-
crète, assez rare pour que la société puisse sans inconvénients s'en désintéresser.

D'un autre point de vue, les données numériques
méritent une particulière attention. Le principe admis de
l'organisation pour les épileptiques d'une assistance spéciale, une première difficulté surgit : quelle importance
faudra-t-il attribuer au nouveau service ? quel développement est-il susceptible d'acquérir et peut-on prévoir à
l'avance la population future des institutions à créer ? Autant de questions dont la réponse implique l'exacte notion
du nombre et de la répartition géographique des épileptiques. Et l'on se convaincra qu'ici encore nous sommes,
à l'heure actuelle, bien dépourvus. Il ne semble pas
que ce point spécial ait retenu l'attention des statisticiens :
les traités classiques de géographie et de statistique médicales (1) ne consacrent à l'épilepsie que de courtes men-
tions et le sujet n'a inspiré jusqu'à ce jour qu'une seule
étude d'ensemble due à M. Morselli (2).

Il serait injuste d'ailleurs de méconnaître les difficultés
particulières que présente un travail de cette nature.
M. Lacour l'a dit, et l'expérience n'est pas venue infirmer
son opinion : « Quelque rigueur que l'on veuille appor-

---

(1) BOUDIN. Traité de géographie et de statistique médicales, t. II,
p. 449.

HIRSCH. Handbuch der historisch. geographischen Pathologie, Bd. II,
p. 565.

ŒSTERLEN. Handbuch der medicinischen Statistik. Zw. Hälfte, p. 511.

(2) MORSELLI. Intorno al numero ed alla distribuzione geografica delle
frenopatie in Italia. Ch. IV. Dati statistici sull epilessia. Archivio italiano per
le malatie nervose, etc..., 1882.

ter au dénombrement des épileptiques, on n'arrivera
jamais à la précision (1). » Le diagnostic de l'épilepsie
est souvent délicat ; le médecin le plus habile s'y trompe
ou reste indécis : que sera-ce des autorités administratives
évidemment incompétentes ? Au surplus, nombre de malades, d'accord en cela avec leurs familles, dissimulent
autant qu'ils peuvent leur terrible infirmité : « Je suis
prête à tout souffrir, disait une dame à Legrand du Saulle,
pourvu que l'on ne sache pas que mon mari tombe du
haut mal. » C'est donc avec réserve que l'on acceptera
les résultats fournis par les auteurs, c'est en tenant compte
de ces causes inévitables d'omissions ou d'erreurs qu'on
expliquera leurs divergences.

Qu'on veuille bien le remarquer enfin, les renseignements que nous réclamons sont plus spéciaux encore.
Peu nous importe, à la rigueur, la statistique globale des
épileptiques d'un pays donné ; mais nous voulons surtout
savoir combien parmi eux se trouvent dans une situation
clinique et dans une condition sociale telles qu'ils aient
éventuellement besoin d'assistance. Or, pour obtenir sur
ce point d'utiles indications, c'est à des opérations de
recensement beaucoup plus complexes qu'il eût fallu se
livrer. Lorsque la question se posa en Allemagne, le Congrès des aliénistes tenu à Weimar avait voté la résolution
suivante : « Il convient, dans les régions où l'on veut
« préparer l'assistance des épileptiques, *avant tout* de
« dresser une statistique en recensant ces malades d'après

(1) LACOUR. De l'état actuel de l'assistance des épileptiques. *Lyon médical*, 1878.

« leur âge, leur sexe, leur état physique et mental, ainsi
« que d'après leurs moyens d'existence (1). » C'est de
pareilles enquêtes que nous serions curieux de connaître
les résultats : nous ne pourrons en produire qu'un petit
nombre.

·Nous signalerons ensuite les lois et règlements relatifs
à l'assistance des épileptiques. Et ici notre tâche sera
bien simplifiée. L'Allemagne et quelques États de l'Amérique du Nord exceptés, les épileptiques n'ont trouvé
place dans aucune législation. Il est indéniable cependant
qu'un mouvement se dessine en leur faveur : en France,
par exemple, nous aurons occasion d'analyser les propositions et discussions diverses auxquelles ils ont donné
lieu devant les corps élus. Là d'ailleurs où leur situation
n'aura pas été régularisée par un texte officiel, nous.
dirons comment, dans la pratique, on en use à leur
égard, si et dans quelle mesure la bienfaisance privée
supplée à l'insuffisance ou à la pénurie des secours
publics.

Nous dresserons enfin une nomenclature des institutions particulièrement destinées aux épileptiques. A quel-
ques-unes nous consacrerons une notice spéciale et
nous trouverons là matière à précieux enseignements (2).

---

(1) *Congrès annuel de la Société des médecins aliénistes allemands*, session
de Weimar, 1891. Séance du 19 septembre.

(2) Nous n'avons pu recueillir de renseignements intéressants que sur les
pays suivants : Allemagne, Angleterre, Belgique, États-Unis d'Amérique,
Hollande, Italie, Russie, Suisse. — Il semble, d'après l'enquête Masoin, que
les autres nations se soient absolument désintéressées du sort de leurs épileptiques. — Nous consacrerons à la France, pour laquelle nous sommes évidemment mieux documentés, des développements particuliers.

ALLEMAGNE

SOURCES :

JOLLY. — De la sollicitude de l'État à l'égard des épileptiques. *Archiv für Psych.*, XIII, 2, 1881 (Mémoire fondamental).

Congrès annuel de la Société des médecins aliénistes allemands.

1° Session d'Eisenach, 1882. Séance du 15 septembre. Communication de M. Pelman : Soins préventifs à l'égard des épileptiques. *Allg. Zeitsch. für Psych.*, XXXIX Bd, 5 Heft.

2° Session de Berlin, 1883. Séance du 16 mai. Rapport de MM. Kind et Pelman : Principes relatifs aux mesures de prévoyance hospitalière à prendre pour les épileptiques considérés à un point de vue psychiatrique. *Allg. Zeits. für Psych.*, XL Bd, 4 Heft.

3° Session de Weimar, 1891. Séance du 19 septembre. Rapport de MM. Lœhr et Wildermuth : L'assistance des épileptiques. *Allg. Zeits. für Psych.*, XLVIII Bd, 4 Heft.

RIEGER. — Des établissements spéciaux pour les épileptiques. *Irrenfreund*, 1885, nᵒˢ 1, 2 et 3.

WILDERMUTH. — *Zur Fürsorge für Epileptische. Centralblatt für Nervenheilkunde*, 1892.

DU MÊME. — Sonderkrankenanstalten und Fürsorge für Epileptische, 1899.

PETERSON (Fred.). — The Bielefeld Epileptic Colony. *New-York Medical Record*, 23 april 1887.

D'après M. Pelman, l'empire allemand comprenait, en 1882, 67 500 épileptiques ; la population totale s'élevant alors à 45 millions d'habitants environ, la proportion serait de 1,5 épileptique pour 1 000 habitants.

1/10 des épileptiques sont en même temps des aliénés.

Les différents États confédérés qui constituent l'empire d'Allemagne sont régis par des lois distinctes en ce qui concerne l'assistance publique, mais des prescriptions analogues s'y rencontrent touchant les épileptiques. La loi prussienne du 6 juin 1891, qui peut être prise comme type, est ainsi conçue en son article 31 : « Les unions « régionales d'assistance sont tenues d'assurer, dans des « conditions convenables, la protection, le traitement et « l'entretien des indigents aliénés, idiots, *épileptiques,* « sourds-muets ou aveugles, en tant que l'état de ces « individus rend nécessaires des soins donnés dans un « établissement spécial (1). »

NOMENCLATURE DES ÉTABLISSEMENTS POUR ÉPILEPTIQUES
(1900)

Royaume de Prusse. — Prusse orientale.	Carlshof (1882).
—	Brandebourg. .	Postdam (1865).
—	— . .	*Wuhlgarten.*
—	Poméranie. . .	Tabor, près Stettin (1882).
—	Posnavie.. . .	Kraschenitz (1860).
—	— . . .	Fürstenwald.
—	— . . .	Kosten.
—	Silésie. . . .	Fribourg (1893).
—	Saxe.	*Uchtspringe.*
—	Hanovre.. . .	Rottenburg (1880).
—	Westphalie. . .	*Bielfeld.*

(1) L'assistance publique en Allemagne est locale ou régionale. En principe, la commune, « circonscription locale d'assistance », doit assurer les secours aux malades, indigents, etc., qui ont élu domicile sur son territoire.

Les autres provinces du royaume (Prusse occidentale, Hesse, Prov. rhé-
nanes) n'ont pas encore d'établissements particuliers ou se sont prononcées
contre leur fondation (Schleswig-Holstein) et placent leurs épileptiques dans
des institutions voisines, surtout à Bielfeld.

Royaume de Bavière.	Polsingen, près Gottingen.
Royaume de Saxe.	Mockern, près Leipzig.
—	Siegmar, près Chemnitz.
—	Sohland, près Bautzen.
Royaume de Würtemberg. . .	Tettuang (1862).
— . . .	Stetten (1848).
— . . .	Mariaberg (1847).
Grand-duché de Bade. . . .	Herthen (1879).
Grand-duché de Mecklembourg.	Schwerin (1867).

Nous devons plus qu'une simple mention à trois au
moins de ces institutions : Bielfeld, Wuhlgarten et
Uchtspringe.

« En 1865, le conseil provincial de Westphalie chargea
une commission d'hommes dévoués de Bielfeld, de s'occuper du sort des épileptiques. En conséquence, on fit
l'acquisition d'une petite maison de paysans, située dans
une forêt près de Bielfeld et on y installa, le 15 novembre 1867, quatre garçons épileptiques (1). » Le pasteur
Simon fut mis à la tête de l'institution. La colonie minus-

Seules les branches de l'assistance qui exigent des organisations coûteuses
et une technique perfectionnée sont du ressort de la « circonscription régionale d'assistance », laquelle, suivant les cas, est formée soit par les États eux-
mêmes, soit par les provinces (Prusse), soit par les cercles administratifs
(Würtemberg).

Sur l'assistance publique en Allemagne, cf. A. LEROY. *Revue générale
d'administration*, années 1888, III, p. 287 et 1889, I, p. 299, II, p. 151,
257, 393. MUENSTERBERG. Rapport au *Congrès international d'assistance*,
I, p. 195. Paris, 1900.

(1) BODELSCHWINGH, in RIEGER. *Loc. cit.*

cule devint un centre d'attraction tout naturel pour les épileptiques de la province et se développa si bien que, dès 1871, elle comptait 180 malades. Le pasteur von Bodelschwingh en prit à ce moment la direction, et, depuis lors, n'a cessé d'y consacrer des qualités rares d'organisation et d'énergie.

Il avait été décidé d'abord qu'on n'accepterait à la colonie que des enfants ; mais des malades de tous âges se présentaient. Il était dur de les renvoyer. On fit appel à la charité publique ; on agrandit l'établissement. « Dans ce but, on adopta pour système la réunion des épileptiques par groupes de dix ou douze malades du même sexe, qui devaient, autant que possible, avoir une vie commune au point de vue de l'instruction, de l'éducation, du travail et des récréations. Ce système eût été difficilement applicable dans un bâtiment unique destiné aux deux sexes ; aussi fit-on l'acquisition de différentes maisons de paysans, dans lesquelles on logea ces groupes de malades avec leurs infirmiers ou infirmières. »

Plus le nombre des malades augmentait, plus difficile devenait la surveillance : comment recruter un personnel convenable et suffisant ? Le pasteur von Bodelschwingh s'adressa à deux institutions confessionnelles : les diaconesses de Sarepta et les frères de charité de Nazareth se consacrèrent exclusivement aux soins des épileptiques de Bethel (c'est le nom qu'avait pris la colonie).

Il fallait organiser le travail. Le plus grand nombre des malades étaient agriculteurs : on acheta les terrains avoisinants. Puis, des ateliers furent aménagés pour les divers métiers ; on en choisit d'abord les chefs parmi les

malades eux-mêmes : l'expérience ne réussit pas, on dut
prendre à gages des maîtres artisans. A l'heure actuelle,
l'établissement a sa boulangerie, ses ateliers de menuiserie,
de serrurerie, de tailleurs, de cordonniers, de potiers,
d'ébénistes, sa tuilerie, etc... : des magasins, une phar-
macie, une librairie, « le tout occupé par des épileptiques
contents et faisant généralement très bien leurs affaires. »

La colonie possède : deux écoles, l'une pour les garçons, l'autre pour les filles, avec classes spéciales pour
enfants arriérés ; une bibliothèque avec un très grand
nombre de livres scientifiques ; une chapelle érigée en
1892 ; un théâtre, inauguré par l'Empereur en 1897,
avec une salle pouvant contenir 1 500 personnes et destinée aux représentations dramatiques, concerts, exercices
de gymnastique, etc.

Chaque malade est toujours libre de quitter la colonie
à son gré : 7 à 8 pour 100 à peine usent de cette latitude.
Par contre, « le nombre des demandes d'admission est si
élevé que toutes les places sont constamment prises » et
que la colonie doit songer sans cesse à s'agrandir.

Quelques chiffres donneront un aperçu du développement progressif de la population de Bethel :

1867.	4 malades.
1871.	180 —
1885.	800 —
1891.	1 200 —
1900.	3 000 —

Les constructions ont évidemment suivi une expansion
parallèle :

SECTION DES FEMMES		SECTION DES HOMMES	
	Malades		Malades
Grande et petite Béthanie.	5o	Grand et petit Hermon. .	45
Bethel.	233	Bersaba.	23
Silaah.	6o	Bethphage.	25
Emmaüs	49	Thatira.	25
Petit Bethel	100	Gilgal.	3o
Sunem.	28	Pniel.	14
Nouveau Bethel. . . .	3o	Horeb.	23
Carmel.	45	Jaffa.	8
Bethabara, etc.	8o	Petit Nazareth, etc., atelier de menuiserie.	

L'établissement dispose en outre de trois hôpitaux :

Nebo, pour les maladies physiques ;

Morija, pour les agités ;

Jericho, pour les déments, idiots, gâteux, etc.

Enfin, des fermes situées à 2 ou 3 kilomètres de distance reçoivent des pensionnaires payants : Eichhof (12 à 15 pensionnaires payant de 1 5oo à 3 ooo marks), Réhoboth, Ophra, etc.

Les dépenses sont couvertes en tout premier lieu par le produit du travail des malades. « Leur activité a créé, dit Bodelschwingh, une grande partie des ressources alimentaires de la colonie, et de grandes étendues de terres défrichées et de prés nouveaux témoignent du zèle de nos colons. » A cette recette principale viennent s'ajouter les dons volontaires, les subventions consenties par les unions régionales pour entretenir les épileptiques dont elles ont charge, enfin le prix de pension des malades payants.

Le traitement se borne exclusivement à la bromuration.

Si l'on en croit M. Kovalewsky (1), on observerait de nombreux cas de bromisme.

De 1867 à 1898, 5 028 épileptiques ont été reçus à Bielfeld ; 388 (7,72 pour 100) sont sortis guéris, 991 (19,71 pour 100) sont morts.

L'établissement pratique aussi le traitement externe : il distribue de cette façon plus de 3 000 kilogrammes de bromure par an (un quart environ gratuitement).

On adresse à la colonie de Bielfeld deux reproches : d'abord son caractère confessionnel très marqué, puis, et surtout, l'absence de direction médicale (2).

La colonie de Wuhlgarten est située à Biesdorf, à quelques kilomètres de Berlin,

Fondée en 1885 pour 600 malades, elle en compte actuellement 1 100 : 500 hommes, 500 femmes, 100 enfants. Elle se compose de deux groupes de bâtiments : l'un, central, occupé par les services administratifs, les logements des médecins, l'école, etc... ; l'autre, périphé-

---

(1) KOVALEVSKY. Épilepsie, p. 151.

(2) Cette dernière question a pris, en Allemagne, une importance inattendue. Au *Congrès de Weimar*, M. SIEMENS se plaignit des « allures aggressives » qu'affectaient à l'égard des médecins les « directeurs spirituels » des asiles d'épileptiques. Il assura avoir vu des diaconesses administrer des médicaments, appliquer des moyens chirurgicaux sans contrôle médical. Il affirma même qu'un directeur spirituel d'un asile de ce genre s'était fait commissionner par un tribunal comme spécialiste dans une affaire d'interdiction d'épileptique. MM. LŒHR, WILDERMUTH, PELMAN, ZINN, SCHŒFER, JOLLY, parlèrent dans le même sens et citèrent des faits analogues. La Société adopta à l'unanimité la motion suivante : « La Société... est d'avis que les asiles pour épileptiques doivent, dans l'intérêt de l'humanité et de la science, être, de même que les asiles d'aliénés, dirigés par des médecins. » *Congrès de Weimar, loc. cit.*

,rique, formé de petites maisonnettes habitées chacune par
4 à 6 malades calmes et travailleurs,

Le domaine agricole comprend plus de 60 hectares en
champs et prairies. Des ateliers sont installés pour les
divers métiers.

L'organisation médicale est très complète. Le personnel se compose d'un directeur (Dr Hebold) et de cinq
assistants. L'établissement possède des laboratoires et des
cabinets scientifiques parfaitement outillés.

Chaque section d'hommes et de femmes dispose pour
les malades furieux ou agités d'un pavillon spécial de
120 lits avec 8 chambres d'isolement et un local d'observation pour les malades nouvellement admis ; les maladies physiques sont traitées dans des pavillons distincts.
Un établissement hydrothérapique est commun aux deux
sections.

L'école est dirigée par un instituteur laïque ; la méthode d'enseignement est la même que pour les enfants
normaux.

Comme Wuhlgarten, *Uchtspringe* est une institution
d'État. En 1890, la province de Saxe chargea une commission, dont faisait partie le Dr Wildermuth, d'étudier
les moyens les plus pratiques d'assister les épileptiques.
Il existait déjà à Neunstadt un établissement privé dirigé
par le pasteur Kobelt ; la commission eut d'abord à rechercher si cet établissement, agrandi et convenablement
aménagé, pourrait répondre aux besoins de la province :
d'après les données statistiques, il y avait alors en Saxe
1 600 épileptiques, dont 350 environ devaient être hos-

pitalisés. L'établissement de Neunstadt, même agrandi, fut jugé insuffisant. On décida la création d'une colonie.

A cet effet, un immense terrain fut acheté à Mordekühl, dans le district de Gardelegen ; un crédit de 3,152,000 marks (près de 4 millions de francs) fut mis à la disposition de l'éminent aliéniste allemand, le Dr Alt, pour la construction et l'aménagement de l'établissement qu'il devait diriger. En septembre 1894, la colonie ouvrait ses pavillons, ses ateliers, ses écoles à 173 malades.

L'organisation de l'établissement rappelle, en plus petit, celle de Wuhlgarten : corps de bâtiments distincts pour hommes, femmes, enfants, groupés autour des locaux de l'administration, de l'hôpital, etc.

Comme à Wuhlgarten, l'installation des laboratoires et de la bibliothèque ne laisse rien à désirer : le Dr Alt et ses assistants font preuve d'une activité scientifique féconde.

Uchtspringe se distingue cependant par quelques particularités.

C'est un établissement mixte : il reçoit épileptiques et idiots.

Le traitement médico-pédagogique y est parfaitement organisé ; l'école a trois classes et utilise les méthodes d'éducation appropriées.

Enfin, le Dr Alt pratique, pour quelques-uns des malades améliorés, le patronage familial sous sa surveillance immédiate : à un demi-kilomètre de l'établissement s'élèvent quelques petites maisonnettes habitées par les familles des employés, des mécaniciens, etc. ; chacune d'elles peut recevoir de un à trois malades confiés aux bons soins des locataires.

ANGLETERRE

SOURCES.

EWART (Th.). — Epileptic colonies. *The Journal of Mental Science,* april 1892, p. 212-222.

LORD (John-R.). — Sur la manière de prendre soin des épileptiques. *The Journ. of. Ment. Sc.*, juillet 1899.

FLETCHER BEACH. — Discours présidentiel prononcé à la 59e réunion annuelle de l'Association médico-psychologique, tenue à Londres le 26 juillet 1900. *Mental Sc.*, octobre 1900.

M. Fletcher Beach évalue le nombre des épileptiques du Royaume-Uni à 40 000 au moins.

Pas de loi spéciale pour les épileptiques (1). Ils sont exclus des hôpitaux ordinaires, des hospices pour incurables et des maisons de convalescence. La plupart sont recueillis dans les « Workhouses », établissements qui tiennent à la fois de nos hospices d'incurables et de nos dépôts de mendicité. Les épileptiques aliénés sont internés

---

(1) Sur l'organisation générale de l'assistance en Angleterre, cf. :

ASCHROTT. Das englische Armenwegen. Leipzig, 1886.

T.-W. FOWLE. The poor law. Londres, 1893.

E. CHEVALLIER. La loi des pauvres et la société anglaise, 1895.

P.-S. LOCH. Rapport au *Congrès internat. d'assistance.* Paris, 1900, I, p. 215.

P. STRAUSS. Assistance sociale. La loi des pauvres en Angleterre, p. 17, 1901.

dans les asiles d'aliénés, où ils formaient, en 1880 9,85 pour 100 de la population totale des aliénés.

Londres. — 3 hôpitaux spécialement affectés aux maladies nerveuses reçoivent des épileptiques non aliénés. Ce sont :

1. Le National hospital for the paralysed and epileptic, Queen square, London, W.-E. Fondé en 1859. 180 lits. 2/3 pour indigents, 1/3 pour pensionnaires, à 21 shellings par semaine. 1/4 de l'ensemble environ sont épileptiques.

2. Le West End hospital for diseases of the nervous system, paralysis and epilepsy, 73, Welbeck street, London. Ouvert en 1878. Consacré surtout aux enfants paralytiques.

3. Le Hospital for Epilepsy and paralysis and other diseases of the nervous system, Portland terrace, Regent's parck, London, N.-W. Fondé en 1866. 1/2 d'épileptiques environ.

Colonie de Maghull Home. — Fondée en 1899, près de Liverpool. 120 malades des deux sexes. Direction et personnel exclusivement féminins. 3 classes de pensionnaires (la 3ᵉ gratuite). Ferme, ateliers. Entretenue par donations et souscriptions.

Colonie de Meath Home, à Westbrook, comté de Surrey. 20 malades (femmes).

Colonie de Chalfont Sᵗ-Peters. — Ouverte en 1894, dans le comté de Buckingham, par la « Société nationale pour l'organisation du travail des épileptiques ». Exclusivement réservée aux épileptiques sans troubles délirants. 9 malades en 1894, 55 en 1899, 200 en 1901 (hommes, femmes, enfants) ; prévue pour 800.

A l'état de projet :

Colonies de Rivington (Lancashire), pour imbéciles et épileptiques (d'après Alt-Scherbitz), de Chelford, pour épileptiques sains d'esprit, de Horton, pour 300 épileptiques aliénés (fondation du Conseil de Comté de Londres).

BELGIQUE

Sources :

La question de l'assistance des épileptiques a fait, à l'*Académie de médecine de Bruxelles,* l'objet de deux rapports et de longues discussions.

1885. Séance du 28 novembre. M. Hambursin demande la création d'un hôpital destiné aux épileptiques. Nomination d'une commission : MM. Masoin, Crocq, Hambursin.

Séance du 26 décembre. Sur la proposition de M. Crocq, l'Académie demande au gouvernement d'instituer une enquête sur le nombre et la situation des épileptiques en Belgique.

1887. Séance du 25 juin. Premier rapport de M. Masoin sur les premiers résultats de cette enquête.

Séance du 30 juillet. Discussion.

1889. Séance du 30 novembre. Deuxième rapport de M. Masoin contenant les résultats de l'enquête internationale. Adop-

tion d'un vœu que « le Gouvernement s'applique à créer
un établissement spécial destiné au traitement des épileptiques ».

1893. Séance du 30 décembre. Reprise de la discussion sur une
communication de M. Semal.

1894. Séances des 27 janvier, 24 février, 24 mars, 26 mai,
28 juillet et 27 octobre. Suite de la discussion entre
MM. Semal, Peeters, Lentz, Crocq, Miot, Barella et
Masoin. Clôture sans adoption de vœu.

Ces discussions et ces études sont restées sans aucune
sanction pratique, en ce sens qu'aucun établissement spécial n'a été créé en Belgique, et M. Semal, hostile à cette
institution, pouvait faire remarquer non sans malice
(séance du 26 mai 1894) que « la réalisation du vœu
« émis par l'Académie en 1889 risquait fort de n'avoir
« pas lieu de longtemps ». Il nécessiterait en effet une
loi spéciale, laquelle serait une dérogation formelle à la
législation récente (1ᵉʳ janvier 1892) qui maintient itéra-
tivement l'assistance publique et l'assistance médicale
gratuite aux mains des autorités communales. Mais elles
nous ont valu la publication des deux rapports de M. Masoin,
— véritables monuments —, et cela suffit pour qu'elles
ne soient pas restées vaines. D'ailleurs, la loi même à
laquelle il est fait allusion peut améliorer sensiblement la
situation des épileptiques en Belgique : elle oblige les
communes aux soins médicaux ; l'épileptique, au titre de
malade, doit dès lors être traité à domicile ou admis dans
les hôpitaux, d'où l'on ne saurait dorénavant le chasser.

Les résultats du recensement officiel pratiqué le
31 mars 1886 sont les suivants :

a) Épileptiques séquestrés (40 asiles fer-
   més et 2 colonies : Gheel et Lierneux).   ·851 malades.
b) Épileptiques renfermés dans les hos-
   pices ou hôpitaux.   750   —
c) Épileptiques dans leurs familles. . 3 106   —

TOTAL. . 4 707 malades.

pour une population d'environ 5 700 000 habitants (soit
0,82 pour 1 000).

La proportion des aliénés épileptiques à l'ensemble
des aliénés était de 1/10.

Le total des 851 épileptiques internés dans les asiles
se décompose en : 458 hommes et 393 femmes (même
proportion que dans l'enquête Lunier en France).

Par contre, les 649 épileptiques renfermés dans les
hospices comprenaient 304 hommes et 345 femmes
(même concordance avec les chiffres de Lunier pour la
France).

ÉTATS-UNIS DE L'AMÉRIQUE DU NORD

SOURCES.

Congrès des médecins aliénistes de Baltimore. 1873. *Proceedings
of the Association of Medical Superintendents of American Institution for the Insane. American Journal
of Insanity* for october 1873.
PETERSON (Fred.). — The Colonization of Epileptics. *Journal of
Nervous and Mental Disease*, décembre
1889.
—   A Plea for the Epileptics. *State Char.
Record*, june 1890.

— State Care for Epileptics. *New-York Sun,* 11 january 1891.

— Progress in the case and Colonization of Epileptics. *Journ. of Nervous,* etc., August 1892, p. 627-637 avec bibliographie.

— Des soins à donner aux épileptiques. *The American Journal of Insanity,* 1894. Analyse in *Arch. neurologie,* janvier 1895.

— Note sur la colonie de Craig pour les épileptiques. *Ann. médico-psychol,* août 1896, p. 51.

SPRATLING (William-P.). — L'œuvre de deux années et demie à la colonie Craig. *The American Journal of Insanity,* octobre 1898.

Annual report of the Board of Managers of Craig Colony. Rapport annuel du bureau des administrateurs de la colonie Craig.

The Bulletin of the Ohio Hospital for Epileptics. 1er numéro : janvier 1898.

En 1880, sur la foi de M. Echeverria, Lunier pouvait écrire : « Aux États-Unis, il n'y a pas de lois spéciales sur les épileptiques ; il n'existe pour eux qu'un hôpital à New-York ». M. Masoin ne signalait en 1889 que l'établissement de Baldwinsville (Massachusetts). « En général, ajoutait-il, les épileptiques sont traités dans les maisons d'aliénés qui, pour la plupart, possèdent une section spéciale pour cette classe de malades. » Depuis lors, et très rapidement, sous l'influence prépondérante de M. Fred. Peterson, la situation s'est singulièrement modifiée : ces dix dernières années ont vu éclore en plusieurs États de l'Union de nombreuses colonies d'épileptiques ; d'autres sont en construction, d'autres en projet. Le tableau suivant permettra de juger de l'importance de ce mouvement :

NOMENCLATURE DES ÉTABLISSEMENTS SPÉCIAUX
POUR ÉPILEPTIQUES (1900)

ÉTATS	SIÈGE OU NOM DE L'ÉTABLISSEMENT	DIRECTEUR
Ohio.	*Gallipoly.*	Dr Rutter.
New-York.. . . .	*Craig.*	Dr Spratling.
Massachusetts.. . .	1. Baldwinsville (1882).	Dr Ewerett Flood.
— . . .	2. Massachusetts (mai 1898).	Dr Owen Copp.
New-Jersey. . . .	En construction.	
Texas.	En projet.	
Pensylvanie. . . .	1. Orphan's Home (1895).	Pasteur Passavant.
— . . .	2. Elwin.	Dr Martin Barr.
— . . .	3. Philadelphie (1898).	Dr Edgerly.
Maryland.	1. Deposit.	Mde Mason.
— . . .	2. Asile d'idiots contenant 30 épileptiques.	
Missouri.	1. Emaüs (1893) (Imité de Bethel).	Dr Rembe.
—	2. Colonie en projet.	
Californie.. . . .	Eldridge (1890).	Dr Osborne.
Michigan.	Lapeer (1895) mixte : épileptiques et idiots.	
Minnesoto.. . . .	Établissement du Dr Rogers.	
Wisconsin.. . . .	Chippewall-Talls.	Dr Wilmars.
Virginie occidentale..	En construction.	

La colonie de Gallipoly est la première institution d'État créée en Amérique (1892). Le bill autorisant sa fondation avait été voté dès 1879. Tous les épileptiques de l'Ohio ont droit d'accès dans l'établissement, sans distinction de sexe, d'âge, de condition.

La colonie, organisée d'après le système pavillonnaire, comprend :

11 pavillons pouvant contenir chacun 50 à 75 personnes.

1 pavillon pouvant contenir 75 malades (maladies physiques).

1 pavillon pouvant contenir 200 malades (maladies mentales) :

8 pavillons pour ateliers ;

1 pavillon pour l'école.

D'autres pavillons sont projetés : salle de spectacle, chapelle, etc...

La colonie possède un institut anatomo-pathologique dirigé par le Pᵣ Ohlmacher et publie un journal spécial : *The Bulletin of the Ohio Hospital for Epileptics,* paraissant à intervalles irréguliers et uniquement consacré aux travaux élaborés dans l'asile même de Gallipoly.

L'initiateur de la colonie de Craig est le Dᵣ Fred. Peterson ; au cours d'un voyage en Europe, M. Peterson visita Bielfeld, il en fut enthousiasmé (1) et, dès lors, il n'eut de cesse que l'État de New-York ne possédât une colonie pour épileptiques. En 1892, une loi en autorisait la création. Un généreux donateur, M. Osiar Craig contribua pour une somme considérable aux dépenses de premier établissement ; le 1ᵉʳ février 1896, Craigs Colony commençait à fonctionner ; elle reçut cette année 145 malades des deux sexes, 350 en 1898 ; elle s'agrandira progressivement jusqu'à pouvoir hospitaliser 1 000 épilep-

---

(1) Fred. PETERSON. The Bielefeld Epileptic Colony. *New-York Medical Record,* 23 april 1887.

liques. Ateliers, école, laboratoires, etc..., comme à Gallipoly. Le bureau des administrateurs publie un rapport annuel sur le fonctionnement de la colonie : Annual Report of the Board of Managers of Craig Colony to the state board of charities.

HOLLANDE

Il existe, en Hollande, une « Société chrétienne pour le traitement des épileptiques ». Les statuts, approuvés par un arrêté royal du 16 mai 1882 et publiés dans le supplément du *Nederlandsche Staatscourant* des 3 et 4 septembre 1882, affirment que l'association a pour but l'assistance des épileptiques sans distinction de croyances ou d'opinions. Cette société possède deux établissements : Bethesda, à Haarlem, pour les femmes (30) et Heemstede, près Haarlem, pour les hommes.

Rotterdam possède en outre un établissement dit : « Œuvre de Charité de Saint-Antoine », qui admet les enfants des deux sexes atteints d'idiotie ou d'épilepsie et âgés de moins de dix ans.

ITALIE

Sources :

Verga. — Prime linee d'unna statistica delle Frenopatie in Italia. *Archivio di statistica*, 1878.

SORMANI. — Geografia nosologica dell'Italia, 1881.

MORSELLI. — Intorno al numero ed alla distribuzione geografica delle Frenopatie in Italia. Ch. IV. Dati statistici sull' epilessia. *Archivio Italiano per le malatie nervose,* 1882.

Les recherches de Verga ont surtout porté sur les épileptiques séquestrés dans les asiles d'aliénés : la proportion de ces malades à l'ensemble des aliénés était :

au 31 décembre 1874. . . 6,65 pour 100

— 1877. . . 6,68 —

et par rapport à la population de l'Italie continentale de :

3,28 sur 100 000 habitants.

« Il y aurait donc moins d'épileptiques en Italie « qu'en France où la proportion des épileptiques internés « comme aliénés est de 7,87 pour 100 par rapport aux « aliénés séquestrés, et de 9,83 pour 100 000 habitants « (Lunier). »

C'est cependant à la conclusion inverse qu'aboutissent les recherches minutieuses de Morselli, s'appuyant à la fois sur les tables de mortalité, sur les procès-verbaux des conseils de revision et sur la statistique des asiles. Suivant Morselli, l'épilepsie est plus fréquente en Italie qu'en France, qu'en Angleterre et très probablement qu'en Allemagne. Fin 1881, il y avait en Italie 32 000 épileptiques environ, dont 1 170 (3,5 pour 100) internés dans les manicomes. Quelques centaines d'autres étaient recueillis dans les hospices, la plupart vivaient en liberté.

On ne signale en effet en Italie qu'un seul hôpital spécial pour épileptiques : l'Institut Victor-Emmanuel II, fondé en 1878, à Bergame et administré par la Congrégation de charité de cette ville.

RUSSIE

Sources :

Korniloff. — Assistance des épileptiques. Discours prononcé à la séance publique annuelle de la *Société de neuropathologie et de psychiatrie de Moscou*, 21 octobre 1898.

Nikitine (P.). — De l'assistance des idiots et des épileptiques. Rapport à la *Société de neurop. de Moscou*, 17 mars 1900.

Statistique de . MJakowenko pour le district de Moscou : 55 épileptiques pour 100 000 habitants. Mêmes chiffres de MM. Bicliakoff et Kastchenko pour les districts de Saint-Pétersbourg et de Nijni-Novgorod.

NOMENCLATURE DES ÉTABLISSEMENTS POUR ÉPILEPTIQUES

1854. Établissement de M. Platz, à Riga (idiots, imbéciles, épileptiques).

1882. Institut médico-pédagogique du Dr Malerewsky (enfants arriérés, épileptiques, etc...).

1885. Création d'une division pour idiots et épileptiques à l'asile d'Oudelnaïa.

1895. Asile fondé par l'évêque Ignace, rue Grande-Bélasersky (Saint-Pétersbourg).

A Moscou une division d'épileptiques à l'hôpital Troïtzky.

En projet : grand établissement pédagogique destiné aux idiots et aux épileptiques dans la propriété Kanatchikoff, près l'asile Alexeïeff (Moscou).

SUISSE

Sources :

LADAME. — Communication au *Congrès des aliénistes français,*
Lyon, 1891.

« En Suisse, d'après les renseignements qui m'ont été
transmis par les Dʳˢ Châtelain (de Préfargier) et Fetscherin
(de Lucerne), il n'y a ni lois, ni asiles spéciaux pour les
épileptiques non aliénés, dont il n'a d'ailleurs jamais été
fait de recensement général » (Lunier, 1878).

Depuis lors, 3 asiles spéciaux pour épileptiques ont
été fondés en Suisse : à Zurich, à Rolle (Vaud) et à
Berne.

L'asile de Zurich-Riesbach, créé en 1883 par le directeur du séminaire évangélique (pasteur Bachfer) ne reçoit
que des malades âgés de moins de 14 ans ; cependant « les
pensionnaires payant les plus hauts tarifs peuvent être admis
sans restriction d'âge ». Le coût annuel d'un malade
étant de 700 francs environ, le prix de pension le moins
élevé (pour les pauvres) est de 300 francs. L'établissement
doit être soutenu par des dons et par des souscriptions
privées. De 1886 au 31 décembre 1890, l'asile de Riesbach
a recueilli 175 malades (les demandes d'admission se sont
élevées dans le même temps au chiffre de 355). La population au 31 décembre 1890 était de 117 malades :
44 hommes, 73 femmes. Traitement : Bromures, atro-

pine (Dr Schulthess-Richberg). Le personnel est « évangélique et s'efforçe d'appliquer les principes de l'Évangile, d'abnégation personnelle et de dévouement aux malades » (Ladame).

L'asile de Rolle, fondé le 1er août 1884, comprenait en 1887, 26 malades des deux sexes, adultes et enfants. « Dieu étant la base des soins et de l'éducation des malades, toute la conduite de la maison est d'un caractère protestant chrétien. Cependant l'établissement est ouvert à toutes les confessions de foi. »

L'asile de Bethesda a été installé en 1886 dans un ancien établissement hydrothérapique dénommé Bruttelen. Il est situé près de Berne.

FRANCE

Sources :

1° *Mémoires originaux :*

1878. Lacour. — De l'état actuel de l'assistance des épileptiques indigents et de la nécessité de les hospitaliser. *Lyon médical*, 1, 8 et 15 septembre.

1881. Lunier. — Des épileptiques : des moyens de traitement et d'assistance qui leur sont applicables. *Ann. médico-psychologiques*, mars 1881.

1886. Lapointe. — Des épileptiques simples en général et de leur hospitalisation dans le département de l'Allier. *Ann. médico-psych.*, mai 1886.

1886. *Semaine médicale* (éditorial), p. 42.

1893. Marandon de Montyel. — De l'hospitalisation des épileptiques. *Ann. médico-psychol.*, janvier 1893.

1899. Vigouroux. — De l'hospitalisation des épileptiques. *Presse médicale*, 30 août 1899.

Bourneville. — Des différents modes d'assistance des idiots, des épileptiques et des arriérés. *L'assistance publique*, 15 décembre.

1900. Pornain. — Assistance et traitement des idiots, imbéciles, débiles, dégénérés, crétins, épileptiques (adultes et enfants), etc. (tome VII de la bibliothèque d'éducation spéciale de Bourneville.)

2° *Congrès et sociétés savantes :*

1878-79. *Société médico-psychologique.* Séances des 28 octobre et 25 novembre 1878 et des 27 janvier, 24 février et 31 mars 1879.

1891. *Deuxième congrès des médecins aliénistes et neurologistes de langue française.* Session de Lyon, 2e question : De l'assistance des épileptiques. Rapport du Dr Lacour. Discussion. *Comptes rendus*, p. 73-95 et p. 215-236.

1894. *Congrès national d'assistance.* 26 juin — 3 juillet. Séance du 29 juin : Hospitalisation des épileptiques. MM. Carrier, Bourneville, Rolland, Rey et Giraud. *Comptes rendus*, tome II, p. 410-424.

3° *Documents parlementaires :*

1884. Roussel (Th.). — Rapport fait au nom de la commission chargée d'examiner le projet de loi portant revision de la loi du 30 juin 1838 sur les aliénés (Sénat).

1886. *Sénat.* Séances des 27 et 30 novembre. *Journ. off.*, débats parlement., p. 1319 et sq., et 1333 et sq.

1889. Bourneville. — Rapport fait au nom de la commission chargée d'examiner le projet de loi adopté par le Sénat, tendant à la revision de la loi du 30 juin 1838 sur les aliénés (Ch. des Députés) et Paris. Quantin.

1891. Lafont. — Rapport, etc. (Ch. des Députés. N° 1829).
1894. — — (— 401).
1896. Dubief. — — (— 2140).
1898. — — (— 579).

« Il n'a jamais été fait en France de recensement
« général des épileptiques (1). » Cette assertion, formulée par Lunier en 1881, n'a pas cessé d'être exacte :
aucune statistique de ce genre n'a encore été dressée.
« On a reculé, sans doute, devant les difficultés de
« l'opération, qui ne pouvait guère, en effet, être effec-
« tuée d'une manière sérieuse que par le corps médical
« lui-même, ou tout au moins avec son intervention (2). »
Mais, à défaut d'un travail d'ensemble, nous possédons
des éléments importants d'appréciation : on les tire des
procès-verbaux des conseils de révision, des rapports
annuels des asiles, des résultats de dénombrements par-
tiels opérés dans quelques départements. C'est en utilisant et mettant en œuvre ces matériaux d'origine diverse
que plusieurs auteurs ont essayé d'établir, — approximativement, — le nombre et la répartition des épileptiques
en France.

La première donnée numérique, bien imprécise et
bien vague, nous est fournie par *Rayer* (3) : « dans un
département voisin de Paris », il relève, sur 7 507 jeunes
gens appelés sous les drapeaux 28 épileptiques $\left(\dfrac{37,29}{10\,000}\right)$.

(1) Lunier. *Loc. cit.*, p. 219.
(2) Lunier. *Loc. cit.*, p. 219.
(3) Cité par Georget. Art. Epilepsie, p. 207, du Dictionnaire en 21
volumes, 1823.

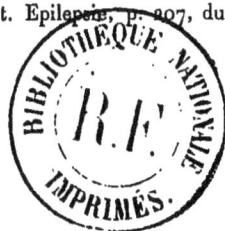

Vernet. 7

« Cette proportion, déclare Georget, paraît considérable. »

Boudin (1), en 1857, dépouille les procès-verbaux des conseils de révision de 1831 à 1853 inclus ; au cours de cette période de 23 années, 4 036 372 jeunes gens ont été examinés ; 6 627 exemptions ont été prononcées pour cause d'épilepsie $\left(\dfrac{16,4}{10\,000}\right)$. *Chervin* (2) et *Burlureaux* (3) se livrent au même travail pour des périodes plus récentes (1850-1869 ; 1875-1886). Mais tous ces auteurs se bornent à établir, d'après les chiffres ainsi obtenus, un classement, une comparaison, au point de vue de la fréquence de l'épilepsie, entre les divers départements, régions ou subdivisions de régions de corps d'armée. Aucun ne se risque à tenter sur cette seule base une évaluation quelconque du chiffre total des épileptiques en France.

Seul jusqu'à ce jour, l'inspecteur général *Lunier* s'est employé à nous donner sur ce point des indications précises. A la séance du 28 octobre 1878 de la Société médico-psychologique de Paris, Legrand du Saulle avait avancé, sans preuves à l'appui, qu'il y avait alors en France 40 000 épileptiques (4). L'estimation parut exagérée ; les laborieuses recherches, entreprises à cette occasion par Lunier, en fournirent la preuve.

_____

(1) Boudin. Traité de géographie et de statistique médicale, 2ᵉ vol., p. 449, 1857.

(2) Chervin. Essai de géographie médicale de la France, 1880.

(3) Burlureaux. Art. Epilepsie, p. 169 du *Dict. encycl. des sciences méd.*, 1887.

(4) *Ann. méd. psych.*, janvier 1879, p. 121.

Les résultats obtenus par « le plus autorisé de nos statisticiens (1) » s'appliquent à la période quinquennale
1873-1877. « Sur les 1 458 740 inscrits et examinés
« pendant ces cinq années, 2 398 ont été déclarés atteints
« d'épilepsie, ce qui donne la proportion de 16,44 sur
« 10 000 habitants (exactement la même que pour la
« période 1831-1853, chiffres de Boudin) et pour la
« France entière, 59 353 épileptiques. Mais, en calculant
« ainsi, on commettrait une grosse erreur.... La propor-
« tion de 16,44 sur 10 000 habitants est mathématique-
« ment exacte, mais elle ne s'applique qu'aux hommes et
« uniquement aux hommes de 20 à 21 ans. Pour qu'elle
« fût applicable à toute la population française, il faudrait
« admettre que l'épilepsie n'est ni plus, ni moins fré-
« quente chez les femmes que chez les hommes et que le
« nombre relatif des épileptiques est le même à tous les
« âges de la vie, ce qui n'est rien moins que conforme à
« l'observation. » D'ailleurs, au cours des opérations
des conseils de révision, « on n'admet comme épilep-
« tiques que ceux dont la maladie est parfaitement avérée
« et l'on déclare comme indemnes et propres au service
« un certain nombre d'individus atteints de simples ver-
« tiges ou d'accès très éloignés. » Enfin, « lors de l'exa-
« men des conscrits, tout individu qui ne se présente pas
« parce qu'il est séquestré dans un asile d'aliénés est
« considéré comme aliéné, lors même qu'il serait en
« même temps atteint d'épilepsie. »

C'est en tenant compte de toutes ces données, c'est en

(1) L'appréciation est de M. LACOUR. *Lyon médical,* 1er septembre 1878.

évitant toutes ces causes d'erreurs que Lunier arrive à établir, « pour la France entière, la proportion de *9 203* épileptiques sur 10 000 habitants, proportion qui correspond au chiffre de *33 225* épileptiques (1) ».

Il ressort des recherches de tous les auteurs précités (Boudin, Chervin, Lunier, Burlureaux) que ces 33 225 épileptiques se répartissent de façon très inégale entre les diverses régions de la France.

L'épilepsie est manifestement plus fréquente dans le Midi que dans le Nord.

« Dans le Midi, il y a deux grands groupes où l'épi-
« lepsie paraît sévir avec une intensité remarquable. C'est,
« d'une part, la Corrèze, le Cantal, la Haute-Loire, l'Ar-
« dèche, le Gard, l'Hérault, l'Aveyron, ayant pour centre
« et pour sommet la Lozère. D'autre part, le Gers, les
« Hautes-Pyrénées, l'Ariège, l'Aude, les Pyrénées-Orien-
« tales, avec les Landes et la Haute-Garonne pour som-
« met. Le Tarn, et surtout le Lot et le Tarn-et-Garonne,
« qui séparent ces deux groupes, au Nord, ne présentent
« qu'une moyenne très basse.

« Dans le Nord, il y a surtout trois centres qui se font
« remarquer par une moyenne plus élevée que celle des
« départements voisins. Ce sont, à l'Ouest, l'Ille-et-
« Vilaine, la Loire-Inférieure, le Maine-et-Loire, la Ven-
« dée et les Deux-Sèvres ; au Nord, la Seine-Inférieure,

---

(1) LUNIER. *Loc. cit.* — A peu près vers la même époque (1883), la statistique dressée par le Ministère de l'intérieur fixait le chiffre des aveugles en France à 32 056. Maurice DE LA SIZERANNE. L'assistance des aveugles en France. Société internationale pour l'étude des questions d'assistance. Séance du 10 juin 1892.

« l'Eure, la Seine, l'Oise, la Seine-et-Oise et la Seine-et-
« Marne ; au centre, le Loir-et-Cher, le Cher, l'Allier et la
« Creuse (1). »

Les documents font presque totalement défaut pour
fixer, même approximativement, le chiffre global des épileptiques qui ont besoin d'assistance. Nous n'avons de
renseignements précis qu'en ce qui concerne les aliénés et
c'est encore à Lunier que nous les emprunterons. Au
1er janvier 1878, il y avait dans les asiles de France
3547 épileptiques internés comme aliénés (1 887 hommes, 1 660 femmes). A la même date, 1 650 environ
étaient hospitalisés en divers endroits. Pour les autres,
Lunier « estime que 10 000 au moins (c'est-à-dire plus
de 1/3) devraient être placés dans des établissements
spéciaux ».

Cette proportion, valable pour la France entière,
varie évidemment suivant les différentes régions en rapport avec la fréquence qu'y présente l'épilepsie et aussi
avec la situation économique particulière de la contrée.
Ici encore, nous ne possédons que de rares documents.
Sans doute, il a été procédé dans quelques départements (2) au dénombrement des épileptiques, mais sans
que le point de vue qui nous intéresse ait été spécialement envisagé. Cependant, M. Lapointe, ayant fait en
1879 le recensement des épileptiques dans l'Allier

---

(1) CHERVIN. Loc. cit. et Congrès intern. d'assistance, 1889, t. II, p. 278-
279.

(2) Eure (GALLOPAIN), Sarthe (MORDRET), Tarn-et-Garonne (DARNIS),
Nord (BOUTEILLE), etc.

(480 pour la totalité du département, soit $\dfrac{11,69}{10\,000}$ habi-

tants) évaluait à 1/3 environ le nombre des indigents ayant des droits à l'assistance. Nous donnerons plus loin les résultats d'une enquête analogue pratiquée dans le Loir-et-Cher : on verra qu'ils concordent à la fois avec la proportion générale donnée par Lunier pour toute la France et avec les chiffres fournis par M. Lapointe pour l'Allier.

Il est donc permis de considérer comme se rappro-chant suffisamment de la réalité pour pouvoir, le cas échéant, servir de base à un projet d'organisation quelconque, — nationale, régionale, départementale, — de l'assistance des épileptiques en France, la formule suivante, très simple : *sur 10 000 habitants, 9 épileptiques, dont 3 « as-sistables »*.

Il n'existe dans la législation française aucune disposi-tion relative à l'assistance des épileptiques, et l'on peut redire aujourd'hui encore avec Parchappe : « La charité « publique n'est pas organisée en France de manière à « offrir à cette classe de malades les secours de traite-« ment médical, de refuge et de protection auxquels elle « a droit, au même titre que les autres infortunes immé-« ritées » (1). Or, c'est dans notre pays peut-être que la question a provoqué le plus d'intérêt, éveillé le plus de sollicitude et suscité, depuis le plus long temps, les plus nombreux efforts.

_____

(1) Parchappe. Des principes à suivre, etc., p. 6, 1853.

A *Ferrus* revient l'honneur d'avoir le premier réclamé des mesures spéciales en faveur des épileptiques. Dès 1834, il demande que, dans les asiles, on les surveille avec moins de « rigueur », qu'on les place dans une section à part, qu'ils jouissent « de quelque liberté de plus » ; il recommande de ne pas les laisser « séjourner indéfiniment dans l'hospice, ou bien, si le malheur de leur position et l'impossibilité d'être surveillés convenablement hors de l'hospice portent à les y conserver », de les soumettre à une discipline plus douce et surtout de les occuper à quelques travaux utiles. « Cette règle, dictée par la loi du 16 messidor an 7, ne serait pas seulement équitable, elle serait encore propre à empêcher les progrès de leur fatale maladie (1). »

Quelques années plus tard, appelé à donner son avis pour l'élaboration de la loi de 1838, Ferrus n'eut garde d'oublier les épileptiques. Il voulait que la législation intervînt par un codicille et créât pour eux une organisation générale d'assistance ; qu'on les hospitalisât, sans les séquestrer, dans des refuges à eux seuls consacrés, véritables colonies agricoles sur le modèle de la ferme Sainte-Anne. Il avait réussi à obtenir pour son projet l'appui du gouvernement. Mais une opposition, composée surtout de membres des Conseils généraux, se forma pour ne pas créer, par cette clause, une nouvelle charge pour les contribuables, et le codicille fut écarté.

Tout l'effort tendit, dès lors, à obtenir une réglemen-

_____

(1) FERRUS. Des aliénés, p. 305, 1834.

tation spéciale en faveur des épileptiques. C'est à quoi s'employèrent tour à tour Aubanel (1), Parchappe (2), Delasiauve (3), M. Dagonet (4), etc... Mais ces réclamations si autorisées ne trouvèrent pas le crédit auquel elles pouvaient prétendre. A preuve la véhémente protestation de Lasègue (5). « La société s'est désintéressée de la pire infirmité qui puisse atteindre un homme : son assistance lui est « prodiguée » d'une main avare et comme à regret... Il y a assez longtemps que j'assiste à cette lutte de l'épileptique contre la misère et de la société contre l'épileptique ; j'y ai dépensé mon meilleur vouloir et je suis encore à trouver un homme administratif qui ait prêté l'oreille à ces revendications.» La discussion qui se poursuivit l'année suivante devant la Société médico-psychologique (6) ne devait pas avoir plus d'écho : Legrand du Saulle et Delasiauve plaidèrent avec chaleur une cause qui leur était chère, Lunier produisit des documents précis, inattaquables ; un vœu fut émis, qui resta platonique. Et Legrand du Saulle, découragé, écrivait à M. Lacour : « Par ce dont je suis témoin, je ne crois pas à la possibilité d'une loi spéciale. Le Conseil d'État, qui élabore les lois, ne sort pas de ce raisonnement : ou l'épileptique est fou et il faut le séquestrer, ou il n'est pas fou et il im-

---

(1) Aubanel. *Gaz. méd.*, 1839.

(2) Parchappe. *Loc. cit.*

(3) Delasiauve. Traité de l'épilepsie, 3e partie. *Médecine légale*, p. 510-513.

(4) Dagonet. *Ann. méd. psych.*, novembre 1865, p. 379-406.

(5) Lasègue. *Arch. gén. de méd.*, décembre 1877, p. 744.

(6) *Société médico-psychologique*, octobre 1878-mars 1879.

porte de le traiter comme convulsif dans les hôpitaux ordinaires (1). »

Étant données ces dispositions peu favorables des pouvoirs publics, il est probable que l'assistance des épileptiques en France fût restée longtemps encore à l'état de mythe sans la campagne de revision de la loi de 1838. Un décret en date du 10 mars 1881 instituait une commission extra-parlementaire « chargée d'étudier les réformes que « peuvent comporter la législation et les règlements con- « cernant les aliénés ». L'occasion s'offrait, unique, de combler une lacune des plus regrettables d'une œuvre par ailleurs tant discutée. Dans le moment même où paraissait le décret, l'inspecteur général Lunier (2) publiait un lumineux mémoire (3), où il résumait en quelques pages concises les conclusions qu'il avait su faire triompher devant la Société médico-psychologique. Il demandait la création « dans le voisinage d'un certain nombre d'asiles « d'aliénés de quartiers destinés à recevoir les épileptiques « de la région... », « quartiers spéciaux qui deviendraient « rapidement autant de centres où les épileptiques non « hospitalisés viendraient chercher des indications théra- « peutiques et au besoin même des médicaments dont ils « pourraient faire usage sans être obligés de quitter leurs « occupations... Mais, ajoutait-il, je voudrais quelque « chose de plus ; il me paraîtrait désirable que l'État fît

---

(1) In Lacour. *Congrès des aliénistes.* Lyon, 1891.

(2) D'ailleurs, membre de ladite Commission.

(3) Lunier. Des épileptiques, etc. *Ann. méd. psych.*, mars 1881, p. 217-237.

« pour les épileptiques ce qui a été réalisé pour les aveugles,
« les sourds-muets et les aliénés, et qu'il créât de toutes
« pièces un ou plusieurs établissements spéciaux où
« seraient reçus, à des prix de pension modérés, comme
« à Charenton, les épileptiques des deux sexes curables
« ou incurables qui ne pourraient être admis ni dans les
« asiles d'aliénés, ni dans les hôpitaux ordinaires ». Et il
terminait en démontrant, « quel que soit le parti qu'on
adopte », la nécessité d'une prompte solution, afin
« qu'on ne laisse pas plus longtemps une classe nom-
« breuse et intéressante à tous égards, d'infirmes et de
« malades, dans une sorte d'abandon qui est indigne d'un
« grand pays ».

Plus heureux que jadis Ferrus, Lunier obtint pour
son projet l'entière adhésion du Parlement ; la Commission du Sénat entrant dans ses vues comprenait les épileptiques dans les catégories de malades ou d'infirmes
visées par la loi nouvelle et proposait aux délibérations de
cette Assemblée le texte suivant :

Art. 1.....: Les aliénés réputés incurables, les idiots,
les crétins, les *épileptiques* peuvent être admis dans ces
établissements (asiles d'aliénés) tant qu'il n'a pas été
pourvu à leur placement dans des maisons de refuge, des
colonies ou autres établissements appropriés.

L'État fera construire un ou plusieurs établissements
spéciaux pour l'éducation des jeunes idiots ou crétins et
pour le traitement des épileptiques.

Ce fut, cette fois, le gouvernement qui se montra
hostile, en partie du moins, à ces propositions. Par l'organe de M. Sarrien, ministre de l'intérieur, il repoussa

absolument le principe de toute obligation de l'État en cette matière, estimant d'ailleurs, en fait, que « l'utilité de la création immédiate de pareils établissements n'était pas, jusqu'ici, absolument démontrée (1) ». MM. Dupré et Th. Roussel insistèrent : ils reçurent seulement la promesse que les idiots et les épileptiques seraient compris « dans le programme des études auxquelles se livrait « alors l'administration en vue d'apporter des complé- « ments et des améliorations au régime d'éducation des « jeunes aveugles et des sourds-muets (2) ». A la suite d'un renvoi, la Commission, prenant acte de cette pro- messe, — bien anodine, — consentit à la suppression du paragraphe incriminé, et sur sa proposition, le Sénat adopta une disposition additionnelle mettant à la charge des départements et des communes les dépenses de traite- ment des aliénés incurables, idiots, crétins et épilepti- ques qui seraient placés dans des établissements spé- ciaux.

D'ailleurs, la nouvelle rédaction adoptée par le Sénat en seconde lecture (3) spécifie mieux le caractère des éta- blissements dont elle prévoit la création : ils seront « appropriés spécialement à l'isolement et au traitement des épileptiques » (art. 1, parag. 2) et « soumis à la sur- « veillance instituée par la loi, dans la mesure déterminée

---

(1) M. CAZELLES, commissaire du gouvernement. Séance du 27 novembre 1886. *Journ. off.* du 28 novembre 1886. Débats parlementaires. Sénat,
p. 1319.

(2) Sénat. Séance du 30 novembre 1886.

(3) Séance du 11 février 1887.

« par un règlement d'administration publique, » (art. 1, parag. 3).

Sans doute, le projet voté par le Sénat n'accorde pas aux épileptiques tous les avantages que Lunier avait réclamés pour eux ; il leur refuse le bénéfice d'une institution nationale, organisée avec les ressources d'installation et de fonctionnement dont l'État seul dispose ; il ne précise en aucune façon la *nature* des établissements qu'il leur destine, et il n'impartit, pour leur création, aucun délai aux collectivités qui en prennent la charge. Tel qu'il est cependant, avec ses imperfections ou ses lacunes, il marque, dans la cause des épileptiques, un réel progrès : désormais, le principe de l'assistance obligatoire et spéciale des épileptiques peut être considéré comme définitivement admis.

Adopté par le Sénat le 11 mars 1887, le « Projet de loi portant revision de la loi du 30 juin 1838 », fut introduit à la Chambre des Députés, le 24 juin de la même année : il n'est pas encore venu en discussion. Depuis lors, quatre législatures se sont succédé (1), quatre commissions ont été nommées, plusieurs rapports déposés (2). Toujours et partout a été maintenue l'incorporation au projet à l'étude de mesures visant les épileptiques.

La commission nommée le 5 juin 1888 apporta à l'art. 1 du projet dont elle était saisie de notables modi-

(1) 4ᵉ législature (1885-1889) ; 5ᵉ (1889-1893) ; 6ᵉ (1893-1898) ; 7ᵉ (1898-1902).

(2) Rapports BOURNEVILLE (1889); LAFOND (1891 et 1894); DUBIEF (1896 et 1898).

fications. M. Bourneville, son rapporteur, fit prévaloir devant elle le texte suivant :

« ... Les asiles publics doivent comprendre deux « quartiers annexes destinés au traitement, l'un des épi-« leptiques, l'autre des crétins et des idiots.

« Les épileptiques, les idiots et les crétins continue-« ront à être admis dans les asiles d'aliénés en attendant « l'ouverture de quartiers spéciaux.

« Dans un délai de dix ans, les départements devront « ouvrir des établissements spéciaux ou des sections spé-« ciales destinées au traitement et à l'éducation des enfants « idiots, imbéciles, arriérés, crétins, épileptiques ou « paralytiques. Plusieurs départements pourront se réunir « pour créer ces établissements ou sections. »

Précis et clair, le texte de M. Bourneville ne comporte aucun commentaire ; soulignons seulement les dispositions qui le caractérisent :

1° Il n'établit aucune distinction entre les épileptiques d'après leur état physique ou mental : il les reçoit tous dans le même établissement ;

2° Il distingue soigneusement les adultes des enfants : pour les premiers, il adopte exclusivement le système des quartiers annexes, pour les seconds, il laisse le choix entre les établissements autonomes et les sections d'asile (1) ;

(1) M. Bourneville estime aujourd'hui qu'il faut renoncer pour les enfants aux quartiers ou sections d'asile : « Nous croyons, écrivait-il en 1894, qu'il faut se décider de suite à créer des asiles interdépartementaux pour les enfants idiots et épileptiques et non des quartiers spéciaux dans les asiles. Le nombre de ces petits malades n'est pas moindre de 50 000 pour toute la France. » *Arch. de neur.*, 1894, t. XXVII, p. 73.

3° Il sépare les uns des autres les épileptiques et les idiots adultes ;

4° Il prescrit la construction immédiate des quartiers, il fixe un délai pour l'ouverture des instituts médico-pédagogiques.

Intégralement reproduit dans les projets et propositions (1) qui furent présentés au cours des deux législatures suivantes, le texte de M. Bourneville avait reçu, dans l'intervalle, l'approbation du Congrès international d'assistance (2) et la haute sanction du Conseil supérieur de l'Assistance publique (3). Dans ces deux assemblées, l'accord avait été unanime, la formule définitive paraissait donc trouvée.

Cependant, lors de la discussion du rapport de M. Lacour au Congrès des médecins aliénistes tenu à Lyon, M. Albert Carrier (4) avait émis certaines réserves, élevé quelques objections : revenant sur la distinction entre épileptiques simples et aliénés, il réclamait pour les uns le statu quo, c'est-à-dire l'internement à l'asile, pour les autres des institutions autonomes sans rapports de voisinage avec les établissements d'aliénés ; il proclamait d'ailleurs « naturelle » la fusion des épileptiques avec les idiots.

---

(1) Proposition J. REINACH (23 décembre 1890), rapports LAFOND (1891, n° 1829 et 1894, n° 401).

(2) Paris, 1889. Séance du 29 juillet. *Compte rendu*, t. II, p. 271.

(3) Séance du 10 juin 1891. Actes et travaux du Cons. sup., etc., fasc. 35.

(4) Séance du 4 août 1891. *Comptes rendus*, p. 215-236.

Deux ans après (1), M. Marandon de Montyel dirigeait contre le système préconisé des quartiers annexes de virulentes critiques, et, invoquant l'exemple de l'étranger, présentait en faveur des colonies autonomes un chaud plaidoyer.

C'est dans le même temps d'ailleurs que paraissaient les mémoires enthousiastes d'Ewart (2) et de Peterson (3) et qu'étaient votées en divers Parlements des lois spéciales provoquant l'éclosion en Allemagne et aux États-Unis de nombreuses et florissantes colonies.

Un fort courant se dessina bientôt en France dans le même sens. Le Congrès national d'Assistance de 1894 ne se prononce plus de façon aussi nette sur la forme à donner à l'établissement : il se borne à en affirmer l'urgente nécessité (4). La rédaction nouvelle du projet de loi rapporté par M. Dubief porte la trace de ce revirement d'opinion. L'art. 2 (5) est ainsi conçu :

« ... Les asiles publics doivent comprendre, *à défaut* « *et dans l'attente d'asiles spéciaux, des* quartiers an-« nexes *ou des divisions* pour les épileptiques, les alcoo-« liques, les idiots et les crétins. »

« Les alcooliques, les épileptiques, les idiots et les

---

(1) *Ann. médico-psychologiques*, janvier 1893.

(2) Th. EWART. Epileptic Colonies. *Mental science*, april 1892.

(3) PETERSON. Progress in the care and Colonization of Epileptics, août 1892.

(4) Séance du 29 juin 1894. *Comptes rendus*, t. II, p. 410 et sq.

(5) C'est l'art. 1er des projets antérieurs, devenu art. 2, par suite de l'introduction d'un art. 1er ainsi conçu : « L'assistance et les soins nécessaires aux aliénés sont obligatoires. »

crétins continueront à être admis dans les asiles d'aliénés en attendant l'ouverture d'*asiles* spéciaux. »

On a noté en quoi le projet Dubief diffère du texte Bourneville :

1° Il ne donne plus les quartiers-annexes que comme un pis-aller, — « à défaut et dans l'attente d'asiles spéciaux (1) » ;

2° Il laisse aux départements le choix entre ces quartiers distincts et de simples *divisions* d'asiles, permettant ainsi implicitement l'internement dans l'asile même de tous les épileptiques quels qu'ils soient ;

3° Il ne spécifie pas aussi nettement la séparation entre épileptiques et idiots.

Ajoutons enfin qu'il résulte des considérants dont M. Dubief accompagne son texte que la distinction actuelle sera maintenue entre épileptiques simples et épileptiques aliénés : « Il est bien entendu que les épilepti- « ques ne peuvent être admis que dans des conditions « d'hospitalisation spéciales et qu'ils ne peuvent passer « de leurs quartiers dans l'asile proprement dit, lorsqu'ils « deviennent aliénés, que conformément aux prescrip- « tions que la loi fixe pour toutes les séquestrations (2). » D'où cette conclusion : les asiles qui se seront annexés un quartier spécial conserveront leurs aliénés épileptiques et réserveront l'annexe aux seuls épileptiques simples.

---

(1) Le texte de M. Dubief émet ainsi un vœu ; or, il n'est pas d'usage que les lois enregistrent des vœux : elles édictent des prescriptions. Il paraît peu probable d'ailleurs que les départements, après avoir fait les frais de quartiers annexes, consentent plus tard de nouveaux sacrifices pour l'installation d'asiles spéciaux.

(2) Dubief. Rapport. 1898. Ch. des députés, n° 579, p. 21.

Quels que soient d'ailleurs leurs mérites respectifs, les projets Bourneville et Dubief paraissent voués à une commune destinée : tout indique que la législature actuelle (1898-1902) prendra fin avant que le rapport déposé dès 1898 ait été discuté. Il deviendra caduc. Du point de vue spécial qui nous occupe, on ne peut que le regretter et former des vœux pour que la législature prochaine, mieux avisée, dote enfin notre pays de la loi si longtemps attendue qui organisera en France l'assistance des épileptiques.

En l'absence de dispositions législatives spéciales, les épileptiques sont soumis en France au régime général de l'assistance.

On sait que, dans la règle, l'assistance en France est facultative ; elle ne devient obligatoire que pour trois catégories d'individus : les enfants, les aliénés, les malades.

Les enfants assistés épileptiques, — nous ne saurions en dire le nombre, — ne sont pas, en général, laissés dans les familles des nourriciers ; on les recueille dans les hospices dépositaires.

Les aliénés épileptiques sont reçus dans les asiles au même titre que les autres aliénés ; on recommande de leur réserver dans l'asile un quartier spécial. En 1878, ils y étaient au nombre de 3 547 (1).

Les épileptiques sont-ils des malades et doivent-ils bénéficier comme tels de la loi du 15 juillet 1893 ? La question ne semble pas avoir été envisagée de façon spéciale et peut, en tous cas, théoriquement prêter à la con-

---

(1) LUNIER. *Loc. cit.*

VERNET.   8

troverse. En fait, la loi sur l'assistance médicale gratuite
n'a modifié en rien la situation des comitiaux : comme par
le passé, ils ne sont reçus qu'exceptionnellement dans les
hôpitaux, à l'occasion d'accidents graves ou de phénomènes aigus (1).

A défaut d'obligation légale, quelques départements
ont usé, pour distribuer des secours aux épileptiques et
même pour organiser leur assistance, de la faculté que
leur donne la loi du 10 août 1871 (2). Citons (3) : l'Allier,
le Cher, le Loir-et-Cher, les Bouches-du-Rhône, etc.

La plupart des hospices admettent les épileptiques
pêle-mêle avec les vieillards, les infirmes et les incurables.
Lunier évaluait à 1 650 le nombre de ces malades ainsi
recueillis. Dans quelques villes cependant, les commissions
hospitalières ont aménagé à leur intention des installations
spéciales (Paris, Lyon, Toulouse).

Enfin, la bienfaisance privée n'a pas oublié les épileptiques ; elle leur a ouvert en plusieurs endroits des refuges
appropriés.

En sorte qu'à l'heure actuelle les épileptiques en France
ne sont pas totalement dépourvus d'assistance et qu'il existe
même à leur usage quelques établissements spéciaux.

---

(1) Afin d'éviter des redites, nous renvoyons, pour plus amples détails
sur *les épileptiques dans les asiles et dans les hôpitaux*, aux développements
dans lesquels nous sommes entrés à ce sujet au chapitre précédent.

(2) Art. 46. Le Conseil général statue définitivement sur les objets ci-
après désignés :.... 20° création d'institutions départementales d'assistance
publique et service de l'assistance publique dans les établissements départementaux ; 21°, etc.

(3) Cf. DE CRISENOY. *Annales des assemblées départementales.* Questions
d'assistance et d'hygiène publiques traitées dans les Conseils généraux (1887-
1899).

NOMENCLATURE DES ÉTABLISSEMENTS POUR ÉPILEPTIQUES

Allier.	Asile du Haut-Barrieux (quartier-annexe).
Bouches-du-Rhône. .	Section spéciale de l'asile Saint-Pierre.
Cantal.	Ladevèze.
Cher.	Hospice Saint-Fulgent.
Dordogne. . . .	Asiles John Bost.
Drôme.	Asile de la Teppe.
Haute-Garonne. . .	Hospice de la Grave.
Loir-et-Cher. . . .	Hospice Dessaignes (quartier-annexe).
Rhône.	Hospice du Perron.
Seine.	(Quartier spécial de la Salpêtrière. / Section d'enfants à Bicêtre.
Haute-Vienne.. . .	Quartier spécial de l'asile de Naugeat.

Quartiers d'asiles. — L'asile du Haut-Barrieux est un quartier-annexe de l'asile départemental Sainte-Catherine, à Yzeure, près Moulins. Sa construction fut décidée par le Conseil général de l'Allier (août 1885) à la suite d'importantes libéralités (legs de 16 000 francs et de 38 000 francs) qui lui avaient été faites avec cette destination. Il a été ouvert en 1887. Exclusivement réservé aux épileptiques simples, non atteints d'idiotie ou d'aliénation mentale, il n'admet, en attendant la création d'un quartier spécial d'enfants, que les garçons au-dessus de 15 ans et les filles au-dessus de 12 ans. Il se compose de deux pavillons séparés, un pour chaque sexe, pouvant contenir chacun 45 malades.

L'asile Saint-Pierre, à Marseille, possède un quartier spécial pour 30 épileptiques simples du sexe masculin ; l'asile de Naugeat, près Limoges, reçoit dans une section distincte 14 épileptiques de chaque sexe.

L'Hospice Dessaignes, quartier-annexe de l'asile de

Blois, fera l'objet d'une étude spéciale dans le chapitre suivant.

Quartiers d'hospice. — Parmi les hospices qui réservent des divisions spéciales aux seuls épileptiques, nous ne trouvons à citer comme ayant quelque importance que : les hospices de Bicêtre et de la Salpêtrière, à Paris, du Perron, à Lyon, Saint-Fulgent, à Bourges, et la Grave, à Toulouse.

Par une dérogation, que nous croyons unique, à la loi et aux règlements en vigueur, le quartier de l'hospice de Bicêtre affecté aux aliénés reçoit, dans les mêmes locaux, des épileptiques « simples ». Des quatre sections qui le composent l'une, — la 3ᵉ, — comprend exclusivement des épileptiques. Au 1ᵉʳ mai 1900 (1), la population de cette section se répartissait ainsi :

Épileptiques dits non aliénés. 72 (nombre réglementaire : 70).
   —   aliénés. . . . 122

La 4ᵉ section (enfants) du même quartier d'hospice constitue le service universellement connu de M. Bourneville. A la même date, elle comptait 449 malades (idiots, paralytiques, aliénés, etc.) dont 41 épileptiques dits non aliénés et 166 épileptiques aliénés (2).

A l'hospice de Bicêtre est en outre annexée la « fonda-

---

(1) Commission de surveillance des asiles d'aliénés de la Seine (Visite du 8 mai 1900.)

(2) Sur la « section d'enfants » de Bicêtre, cf. les nombreuses publications de M. Bourneville : Rapports au Conseil municipal, 1878, n° 25 ; 1880, n° 59 ; 1883, n° 65 ; — Rapports au Conseil général sur le budget des aliénés de 1878 à 1882 ; — *Comptes rendus annuels du service des enfants* de 1880 à 1901 ; — Histoire de la section des enfants, 1892, etc.

tion Vallée » ouverte le 1ᵉʳ mars 1890 pour 100 jeunes
filles et progressivement agrandie depuis lors : sur un
effectif total de 206 malades, elle donnait asile en 1900 à
50 épileptiques (1).

Jusqu'au 29 janvier 1870, à la Salpêtrière, comme à
Bicêtre, épileptiques simples et épileptiques aliénées étaient
réunies dans une même section (Sainte-Laure). A cette
date, le directeur de l'Assistance publique de l'époque
(M. Husson), prenant texte de l'insuffisance et du mauvais
état des bâtiments, décida la séparation des deux ordres de
malades, fit opérer le transfert des épileptiques dites non
aliénées dans un autre corps de logis et confia ce nouveau
service à l'un des médecins ordinaires, — non aliéniste,
— de l'établissement (2). A l'heure actuelle (3), la Salpêtrière dispose : pour les épileptiques simples adultes de
163 lits formant la 3ᵉ section de la 2ᵉ division, pour les
enfants de 25 lits rattachés à la 5ᵉ division (2ᵉ section). Le
titulaire de ces deux services est M. le Pʳ Raymond (4).

---

(1) Cf. BOURNEVILLE. Histoire de la fondation Vallée (1890-1893).

(2) Cf. CROUZET. Les épileptiques à la Salpêtrière. Division des aliénées.
De l'application de la loi sur les aliénés. *Thèse*, Paris, 25 août 1871. —
DELASIAUVE a vivement protesté contre la dépossession dont il était ainsi
victime ; il en a longuement exposé les vrais motifs devant la *Société médico-
psychologique*. Séance du 25 novembre 1878.

(3) Cf. L'Assistance publique en 1900. Publication de l'Administration
générale de l'assistance publique à Paris. MONTÉVRAIN. Imprimerie de
l'École d'Alembert.

(4) Les 350 lits de Bicêtre et de la Salpêtrière, avec quelques lits d'enfants, — 15 à 20 environ, — à la colonie d'idiots de Vaucluse, représentent
l'unique ressource dont dispose le département de la Seine pour l'hospitalisation de ses épileptiques simples. Il est à peine besoin de faire remarquer
combien ces moyens doivent être insuffisants. Aussi, le Conseil général et
l'Administration se préoccupent-ils de remédier à ce fâcheux état de choses.

L'hospice du Perron est situé à Oullins, à 6 kilomètres de Lyon. Le quartier qu'il réserve aux épileptiques simples comprend deux sections, de 80 lits chacune, pour les adultes, hommes et femmes ; et deux sections, de 25 lits chacune, pour les enfants, garçons et filles, soit en tout 210 lits. L'établissement dispose d'un domaine agricole, d'ouvroirs et de divers ateliers. D'après la statistique pro-

---

Déjà, sous l'Empire, le préfet Haussmann avait projeté de faire construire, dans le domaine de Ville-Évrard, un établissement de 600 lits, véritable colonie d'épileptiques avec petites habitations rurales, ateliers, chantiers de toute sorte, etc. : les événements empêchèrent qu'il fût donné suite à ce projet. Depuis lors, diverses mesures furent proposées pour faire face aux besoins les plus urgents : développement de l'assistance à domicile à l'aide de classes spéciales (BOURNEVILLE), aménagement de quartiers spéciaux à Ville-Évrard (MARANDON DE MONTYEL), etc., — solutions évidemment partielles ou provisoires. La commission mixte (conseillers généraux, directeurs et médecins d'asiles, fonctionnaires des deux préfectures, etc.) instituée par arrêté préfectoral du 4 avril 1898 à l'effet d'étudier les différentes questions relatives au service des aliénés de la Seine a compris dans ses travaux l'assistance des épileptiques. Sur rapport de M. VIGOUROUX, sa 2e sous-commission a adopté les vœux suivants : « Admission des épileptiques simples dans les hôpitaux d'aliénés en attendant l'ouverture d'hôpitaux spéciaux qui devront s'ouvrir dans un délai de 10 ans. — Les épileptiques actuellement internés seraient transitoirement réunis dans un service spécial existant, spécialisé à cet effet. — Les hôpitaux d'épileptiques nouveaux seront construits à la campagne, autour de Paris, avec exploitation agricole ou maraîchère annexée. Ils seront en pavillons disséminés de 20 lits chaque, adaptés au classement par alités, gâteux, excités ou tranquilles valides, etc. — Il y a lieu de favoriser l'internement volontaire des épileptiques dans la plus large mesure. — Le règlement des hôpitaux pour eux devra être aussi libéral que peut le comporter le maintien de l'ordre et de la discipline. » Il dépend du Conseil général de la Seine que le programme ainsi tracé reçoive bientôt son exécution. — Sur l'assistance des épileptiques dans la Seine, cf. : MARANDON DE MONTYEL. De l'hospitalisation des épileptiques dans la Seine (*Tribune médicale*, nos des 6 et 13 octobre 1892) et la récente publication officielle de la préfecture de la Seine : Historique de l'assistance des aliénés et développement du service dans le département de la Seine, 1838-1900. Paris, 1901.

duite par M. Lacour, au Congrès des aliénistes de Lyon
(1891), — à un moment où ce service n'avait pas encore
pris l'extension qui lui a été donnée depuis lors, — le
mouvement de la population se résumait comme suit (1) :

		HOMMES	FEMMES	TOTAUX
Existant au 1er janvier 1883. . .		34	36	70
Admis de 1883 à 1891.		83	78	161
		117	114	231
Sortis.	par décès.	22	23	45
	guéris	7	5	12
	améliorés.	19	14	33
	transférés à Bron (asile d'aliénés). .	1	5	6
	pour autres cas..	12	4	16
		61	51	112
Restent au 31 décembre 1890 .		56	63	119

D'après ce tableau, les résultats du traitement (bromures, hydrothérapie) seraient : 7,7 pour 100 de guérisons, 15,1 pour 100 d'améliorations.

Dans le même temps, la consultation externe et
gratuite qui fonctionne auprès de l'hospice a secouru :
141 hommes et 139 femmes, soit 280 malades.

Le service médical est assuré par un médecin des hôpitaux de Lyon (2).

---

(1) Lacour. Rapport au IIe Congrès des médecins aliénistes, Lyon, 1891.

(2) On pourra lire dans le travail déjà cité de M. Lacour : De l'état
actuel de l'assistance des épileptiques, etc. (Lyon médical, 1878), l'intéressant
historique de l'assistance des épileptiques dans le département du Rhône. Ici
encore, c'est dans un legs qu'on trouve l'origine de l'organisation charitable.
En vertu d'une donation faite en 1859 par une dame Courajod, les hospices
de Lyon attribuèrent aux épileptiques simples, à dater du 16 avril 1862, 5
lits d'hommes et 5 lits de femmes ; la commission administrative y ajouta 5

L'hospice de la Grave, à Toulouse, reçoit actuellement
80 épileptiques dans le quartier spécial jadis occupé par
les aliénés. L'installation est des plus défectueuses. Les
malades vivent dans l'oisiveté.

L'hospice, dit de Saint-Fulgent, situé à Bourges, est
l'ancien asile départemental d'aliénés ; depuis la construction de l'asile de Beauregard, il reçoit les incurables et
les épileptiques simples du département et peut mettre un
certain nombre de places à la disposition des départements
voisins (Loir-et-Cher jusqu'en 1892, Seine-et-Oise). Il est
placé sous la direction médico-administrative du médecin-
directeur de l'asile d'aliénés.

Établissements autonomes. — L'établissement de La
Devèze (arrondissement de Saint-Flour, Cantal), a été
construit par M. l'abbé Robert dans l'un des plus beaux
sites des bords de la Truyère (500 mètres d'altitude). Il
reçoit 300 malades, épileptiques et idiots, presque tous
gratuitement. Il vit de quêtes et de souscriptions. Pas de
médecin résident.

---

lits de femmes et mit successivement à la disposition du département et des
familles 41 lits payants. Après avoir été placés à l'Antiquaille, puis à la Charité, — les hommes du moins —, de 1867 à 1877, les épileptiques simples
ont été ramenés à l'Antiquaille lors du transfèrement des aliénés à l'asile de
Bron. A cette époque, le total « avoué » des épileptiques de toute condition
dans le département du Rhône s'élevait à 450 environ, dont les 2/3 pouvaient
être considérés comme indigents. Sur ce nombre, 73 étaient hospitalisés :
56 à l'Antiquaille, 17 au dépôt de mendicité, « où ils ne coûtaient que
0 fr. 78 par jour. Il y a lieu de s'étonner, remarquait alors M. LACOUR, qu'il
n'y en ait pas davantage ». L'aménagement d'un quartier spécial à l'hospice
du Perron fut décidé ; ce quartier ne reçut d'abord que 25 femmes, quelques
autres et les hommes restant à l'Antiquaille ; il s'annexa progressivement de
nouveaux locaux jusqu'à pouvoir suffire actuellement aux besoins du département.

Deux des « asiles John Bost (1) », à Laforce, près de Bergerac (Dordogne), sont exclusivement réservés aux

(1) La place nous manque pour retracer l'histoire si curieuse des asiles John Bost. On en trouvera l'attachant récit dans les ouvrages suivants : Boussicat. L'asile de Laforce. Paris, 1878 ; — Eug. Monod. Notice sur les asiles John Bost, 1888 ; — Mme Guizot de Witt. Les asiles John Bost. *Revue Suisse*, 1889 ; — dans la communication de M. Rolland au *Congrès d'assistance de Lyon*, IVe section (*Comptes rendus*, p. 397-409), 1894 et dans l'article de M. Drouineau. Les asiles John Bost. *Revue philanthropique*, 10 janvier 1898, p. 342. — A l'heure actuelle, les asiles John Bost comprennent neuf établissements différents, formant deux groupes, destinés l'un aux filles et aux femmes, l'autre aux garçons. Le premier groupe, situé sur le coteau de Laforce, se compose de :

1° La Famille (orphelines) ;

2° Bethesda (infirmes, aveugles, idiotes, imbéciles) ;

3° Eben-Hezer (jeunes filles épileptiques) ;

4° La Miséricorde (filles idiotes, gâteuses, épileptiques qui sont idiotes ou infirmes) ;

5° Le Repos (institutrices incurables, etc...) ;

6° La Retraite (infirmes sans éducation).

Le deuxième groupe, dans la plaine, à 3 kilomètres environ de Laforce, est destiné aux garçons. Il comprend :

7° Siloé (infirmes, aveugles, idiots, imbéciles) ;

8° Bethel (garçons épileptiques) ;

9° La Compassion (idiots gâteux, épileptiques idiots et infirmes).

La population totale de ces neuf asiles était en 1896 de 540 personnes. La surface couverte par les établissements est de 8 500 mètres carrés ; les terrains occupent une superficie de 8 hectares. Pas de murs de clôture. — Les asiles John Bost, reconnus d'utilité publique en 1877, sont une fondation absolument privée ; ils ne reçoivent aucune subvention de l'État. Les dépenses (215 000 francs en 1893) sont couvertes en bien minime partie, à peine le tiers, par les pensions (la plupart des malades sont reçus gratuitement ou à des taux variant entre 0 et 400 francs) ; les deux autres tiers proviennent de la charité privée, de legs, de dons et de collectes faites dans les milieux protestants, ce qui explique qu'on ne reçoive aux asiles de Laforce que des protestants « non par étroitesse ou dédain des autres cultes, mais par nécessité ; à peine sont-ils suffisants pour eux ». — Les asiles de John Bost sont administrés par un conseil de 25 membres, pris dans toutes les parties de la France. Un directeur ou une directrice est à la tête de chacun des asiles ; au-dessus

épileptiques : Eben-Hezer, pour les filles, créé en 1862, Bethel, construit l'année suivante pour les garçons.

On traite, à Laforce, environ 150 épileptiques des deux sexes par les polybromures et l'hydrothérapie. On les occupe aux travaux horticoles et agricoles et dans des ateliers où se confectionnent des sacs en papier.

« On ne reçoit à Laforce aucun épileptique aliéné, ce « qui ne veut pas dire qu'il n'y ait pas chez les malades « reçus des troubles intellectuels et des périodes d'exci- « tation plus ou moins fréquentes et durant plus ou moins « de jours après une succession d'accès d'épilepsie. On « se contente alors de les isoler dans des cellules spécia- « lement appropriées pour les exaltés, pendant tout le « temps que dure l'excitation. Ce temps passé, ils repren- « nent la vie commune. Ce n'est que lorsque l'excitation « tend à devenir chronique et que les malades sont un « danger permanent pour leurs camarades qu'on de- « mande leur internement dans un asile d'aliénés (1) ».

L'asile de la Teppe, à Tain (Drôme), a été ouvert le 1ᵉʳ août 1857.

L'histoire de sa fondation vaut d'être contée. Depuis 3 siècles environ, la famille de Larnage, de Tain, em-

---

est un directeur général, qui a la haute main sur toute l'œuvre. Le directeur actuel est M. le pasteur Rayroux ; le médecin, logé dans l'établissement, est M. le Dʳ Rolland. — Chaque année le conseil d'administration publie un rapport sur les neuf asiles (tableaux statistiques, rapport médical, rapport financier).

(1) ROLLAND. Communication au *Congrès national d'assistance*, IVᵉ sec- tion, 1894 (*Compte rendu*, p. 421). — On doit à M. Rolland un mémoire, couronné par la *Société de médecine de Bordeaux*, sur l' « Epilepsie Jackson- nienne ». Librairie du *Progrès médical*, 1888.

ployait contre l'épilepsie un remède souverain dont elle
conservait jalousement le secret. Deux fois par an, en
mai et en septembre, le premier jour de la lune, elle le
distribuait gratuitement et indistinctement à tout venant,
et cette distribution, à ces deux époques sacramentelles,
attirait à Tain une foule énorme d'épileptiques. Quelques-
uns s'y fixèrent. En 1856, le Conseil général de la Drôme
exprima le vœu qu'un asile spécial fût créé à leur usage.
M. le comte de Larnage, alors maire de Tain, fit l'acquisition du domaine de la Teppe, situé au pied du coteau de
l'Ermitage, et, quêtes et souscriptions aidant, en appro-
pria les bâtiments à leur nouvelle destination. Vers la fin
de 1858, M. de Larnage céda l'établissement à la communauté des Filles de la Charité de Saint-Vincent-de-
Paul, qui acceptèrent la condition de le consacrer exclusivement au traitement des épileptiques. En même temps,
il divulguait son secret : le médicament merveilleux se
composait de suc frais de *gallium album* ou caille-lait,
plante de la famille des Rubiacées, qui croît en abondance
sur le même coteau que le vignoble fameux de l'Ermitage.

L'asile de la Teppe, établi sur un domaine de 15 hectares, est situé au Sud et à 2 kilomètres de la ville de
Tain, à 500 mètres environ de la rive gauche du Rhône.
Il peut contenir 250 malades des deux sexes. Mais, « les
« indigents ne constituent qu'une infime minorité dans
« cette magnifique maison de santé, qui ne ressemble ni
« à un hôpital, ni à une forteresse, ni à une prison, ni à
« un asile d'aliénés, où l'on n'aperçoit pas de murs, où
« tout est vert et où l'horizon est sans limites. L'élément

« bourgeois ou riche peuple cette paisible demcure (1) ».
Comme charge de fondation, dix places seulement, dont
cinq sont mises à la disposition du ministre de l'intérieur,
sont attribuées, à titre gratuit, à des malades indigents ;
40 pensionnaires sont entretenus au comptc de divers
départements (Scine, Bouches-du-Rhône, Loire, Drôme,
Côte-d'Or).

Des appréciations contradictoires ont été émises sur
l'asile de la Tcppe. Lasègue, Legrand du Saulle, M. Lacour « qui l'a visité à trois reprises » en ont écrit ou parlé
avec éloges ; les Inspecteurs généraux ont cru devoir lui
faire une place dans leur Rapport, sans laisser paraître
leur opinion ; Aug. Voisin se montrait sceptique : Lunier
exprimait des réserves et voici ce qu'en pense M. Giraud,
d'après le compte rendu qu'il donne de l'excursion faite
à la Teppe par le deuxième Congrès des médecins aliénistes français : « Nous ne saurions, après une visite un
« peu superficiel, porter un jugement définitif ; mais
« l'impression qui nous est restée est qu'on ne saurait le
« prendre comme modèle pour l'assistance des épilepti-
« ques. Le médecin nous a semblé n'avoir qu'un rôle
« très secondaire, et les malades difficiles n'y sont pas
« conservés. On ne nous a pas fourni de documents pré-
« cis sur les résultats du traitement ; l'un de nous a de-
« mandé des renseignements sur la thérapeutique cm-
« ployéc ; la réponse a été que la formule du remède cst
« le secret de la maison. L'établissement peut rendre des

_____

(1) LEGRAND DU SAULLE. *Soc. médico-psychologique*, octobre 1878.

« services, puisqu'on y assiste des malades qui ne seraient
« pas reçus ailleurs, mais c'est une assistance très im-
« parfaite... Le côté défectueux est que les sœurs nous
« ont paru y être maîtresses, et soigner les malades à leur
« guise ; nous ignorons quel contrôle est exercé sur
« elles (1). »

Et M. Giraud quittait la Teppe, se disant qu'il restait
beaucoup à faire pour l'assistance des épileptiques en
France ; nous croyons que de la lecture de ces quelques
pages se dégagera la même impression. Mais nous ne pouvons plus écrire avec Lunier que « nous n'avons sous ce
« rapport rien à envier aux autres pays ». L'Allemagne,
les États-Unis, l'Angleterre même nous donnent aujour-
d'hui l'exemple ; nous déciderons-nous à l'imiter ?

---

(1) GIRAUD. *Ann. méd.-psychol.*, septembre 1891, p. 194-195. — Cf. sur
la Teppe : Rapport sur le service des aliénés en 1874 par les inspecteurs généraux Constans, Dumesnil et Lunier, p. 301 ; LASÈGUE. L'asile de Tain,
in *Archives gén. de médecine*, décembre 1877, p. 744 et sq. ; LEGRAND DU
SAULLE. *Soc. médico-psychol.*, octobre 1878 ; LACOUR. De l'état actuel de
l'assistance des épileptiques. *Lyon médical*, 1878, et Rapport sur le même sujet
au *Congrès des aliénistes de Lyon*, 1891, etc...

L'ASSISTANCE DANS LE LOIR-ET-CHER
L'HOSPICE DESSAIGNES

SOURCES (1) :

Collections complètes des publications officielles suivantes :
Préfecture du Loir-et-Cher : *Recueil des actes administratifs.*
Conseil général du Loir-et-Cher : Rapports du Préfet et procès-verbaux des séances.
Asile départemental d'aliénés de Blois : Rapports médicaux et comptes moraux et administratifs.
Correspondance administrative. Archives de l'asile de Blois, carton 1 *bis*, dossier 17.
DOUTRÉBENTE. — De l'hospitalisation des aliénés, des épileptiques et des idiots dans le département de Loir-et-Cher, 1795-1827. *Archives de neurologie*, 1896, n° 12.

Statistique. — Encore qu'il n'ait jamais été fait à notre connaissance, de recensement général des épileptiques

---

(1) Nombre de renseignements et des indications précieuses pour la rédaction de ce chapitre nous ont été fournis par MM. Doutrébente, médecin-directeur de l'asile de Blois ; Quéant, chef de division à la Préfecture du Loir-et-Cher ; Guion, secrétaire de la direction de l'asile ; Laniau, surveillant de l'hospice Dessaignes. — Les plans que nous donnons sont dus à M. Leddet, architecte, les vues photographiques à M. Lefort, surveillant en chef de l'asile de Blois.

dans le Loir-et-Cher, on est en droit de penser que cette catégorie de malades y est nombreuse et que ce département doit être considéré, à ce point de vue, comme l'un des moins favorisés de France.

Dans la statistique de Boudin (1), dressée d'après les procès-verbaux des conseils de revision de 1831 à 1853, le département du Loir-et-Cher vient le 25ᵉ par ordre de fréquence avec 19,47 épileptiques sur 10 000 jeunes gens examinés ; la moyenne était alors pour la France entière de 16,4 sur 10 000 seulement.

Les chiffres que donne Chervin (2), pour la période 1850-1869, sont beaucoup plus élevés : $\dfrac{36,7}{10\,000}$, proportion qui assigne au Loir-et-Cher le 16ᵉ rang dans la comparaison établie à ce point de vue avec les autres départements.

A la vérité, les résultats plus récents obtenus par Lunier (3) sont plus favorables : de 1873 à 1877, sur 11 515 inscrits et examinés, 20 épileptiques, soit $\dfrac{17,30}{10\,000}$ $\left(\text{moyenne}: \dfrac{16,44}{10\,000}\right)$. C'est d'ailleurs sur cette donnée comme base que le même auteur s'appuie pour fixer, par la méthode que nous avons exposée plus haut (4), le nom-

---

(1) Boudin. Traité de géographie et de statistique médicales, t. III, p. 451, 1857.

(2) Chervin. Essai de géographie médicale de la France, p. 36, 1880.

(3) Lunier. Des épileptiques, etc... Ann. méd.-psychol., mars 1881, p. 225.

(4) Cf. p. 99-100.

bre total des épileptiques du département à 270. Si l'on accepte cette évaluation comme exacte, la proportion tombe à 9,91 épileptiques par 10 000 *habitants*, à peine supérieure à la moyenne générale : $\dfrac{9,203}{10\,000}$.

On sait, d'autre part, que Lunier estimait au $\dfrac{1}{3}$ environ du chiffre total des épileptiques non hospitalisés le nombre de ces malades qui relevaient d'un établissement spécial. Si nous appliquons ce calcul au Loir-et-Cher, défalcation faite des 35 aliénés séquestrés à l'asile de Blois et des 11 malades alors placés à Bourges, nous trouvons pour la population éventuelle du dit établissement :

$$\frac{270 - 46}{3} = \text{(approximativement) } 75.$$

Or, c'est presque exactement le même résultat qu'a donné l'enquête récente à laquelle s'est livrée l'administration préfectorale auprès de tous les maires du département : 78 épileptiques lui furent signalés comme susceptibles de placement hospitalier.

Il est donc permis d'admettre qu'il y a, dans le Loir-et-Cher, 70 à 80 épileptiques environ ayant des droits à une assistance spéciale (1).

Historique. — Dans un avenir prochain, le département du Loir-et-Cher, le seul peut-être en France, sera en mesure d'assurer à ces malades le secours particulier qui leur convient. Nul doute que de cette situation pri-

---

(1) Dans le même département, le nombre des aveugles nécessiteux s'élève à 85 ; celui des sourds-muets à 132 (Enquête administrative, 1899).

vilégiée il ne soit redevable, pour une bonne part, à la générosité éclairée d'un homme de bien, M. Philibert Dessaignes (1). Mais, dès maintenant, avec ses seules forces, il a su créer, à l'intention d'une catégorie, d'ordinaire bien négligée, de malheureux, un organe important, adéquat, efficace et déjà presque suffisant d'assistance. Et de ce résultat il peut à bon droit s'enorgueillir : car il est le couronnement de patients et persévérants efforts, poursuivis sans relâche depuis plus d'un siècle.

« Sollicité, dès le 12 novembre 1791, au sujet d'une « fille épileptique, le Directoire répond qu'il lui est im- « possible de la placer faute d'établissement spécial, qu'il « y aurait danger à la faire entrer dans un des autres hôpi- « taux et qu'il faut attendre que le projet d'une maison « d'incurables soit exécuté (2). » Telle est la première, et bien curieuse, mention que l'on relève dans les documents officiels des rapports établis dans le Loir-et-Cher entre la charité publique et les comitiaux. Nous y voyons déjà reconnue l'insuffisance des moyens usuels, proclamée la

---

(1) Dessaignes (François-Philibert), né à Vendôme, le 16 mars 1805, décédé à Champigny-en-Beauce, le 26 octobre 1897. Notaire à Paris de 1832 à 1850. Élu député de l'arrondissement de Vendôme en 1846, il fut écarté de la vie politique en 1848. Il se présenta de nouveau en 1867 avec succès et fut réélu en 1869. Après les événements de 1870-71, il renonça définitivement à la politique pour s'occuper d'agriculture et d'œuvres philanthropiques (habitations à bon marché, maisons de retraite pour vieillards, etc...), pour lesquelles il reçut une médaille d'or à l'Exposition universelle de 1889. Il était maire de Champigny-en-Beauce depuis 1859, chevalier de la Légion d'honneur depuis 1868 et officier de l'Instruction publique.

(2) Note de M. Bourgeois, archiviste de Loir-et-Cher, in DOUTREBENTE. De l'hospitalisation des aliénés, des épileptiques et des idiots dans le département de Loir-et-Cher (1795-1827), 1897.

nécessité d'installations particulières et, pour la première
fois, émise l'idée d'un établissement spécial. Aux termes
près, n'est-ce pas au reste la même réponse que durent
faire, un siècle encore, aux mêmes demandes les administrations locales qui succédèrent à l'administration révo-
lutionnaire ?

Elles crurent, en tous cas, devoir imiter sa conduite :
« Le 14 avril 1792, deux enfants placés à l'hôpital général
« sont rendus à leurs parents sur le rapport de l'admi-
« nistrateur, parce qu'ils tombent du mal caduc (1). »
Mais il leur est alloué un secours de 7 francs par mois.
De même, pendant plus de 60 ans, aucun établissement
hospitalier n'ouvrira ses portes aux épileptiques du département ; mais quelques-uns de ces malades seront assistés
à domicile par un secours pécuniaire.

D'ailleurs, aucun crédit spécial n'était inscrit à cette
fin dans le budget départemental : « Le 22 ventôse an III,
la municipalité de Montrichard demande sa part « aux
fonds destinés au soulagement des épileptiques » pour
trois de ses concitoyens ; le Directoire rectifie cette information et invite la municipalité à porter simplement ses
trois épileptiques au tableau des citoyens ayant droit à la
bienfaisance nationale (2). » Et il en sera ainsi pendant
toute la première moitié du xix⁰ siècle : les subsides ac-
cordés aux épileptiques seront prélevés sur un fonds commun de secours pour malades, infirmes et incurables.

C'est en 1851 seulement que nous voyons, pour la

(1) Bourgeois. *Loc. cit.*
(2) Bourgeois. *Loc. cit.*

première fois, l'assemblée départementale s'occuper d'une
façon particulière des épileptiques et affecter à leur assistance un crédit spécial. Dans sa séance du 1ᵉʳ septembre,
sur la proposition d'un de ses membres (1), le Conseil
général vote « une allocation de 1 800 francs pour la création de *six* places d'épileptiques *ordinaires* à l'asile, dans
un *quartier spécial* (2). » C'était renoncer, au moins par-
tiellement, à la règle jusqu'alors établie du « secours re-
présentatif ». L'insuffisance d'un tel système était devenue
sans doute par trop manifeste. Dans l'esprit même de ses
organisateurs, il n'avait été, nous l'avons vu, qu'un pis-
aller : par la suite, l'administration lui avait toujours attaché la même signification, et, chaque fois qu'elle en faisait l'application, elle n'omettait jamais de viser l'absence
d'établissement spécial.

Le Conseil général indiquait donc, par son vote, son
intention évidente de substituer à ce mode rudimentaire
d'assistance un mode plus adéquat : l'hospitalisation.
Mais il n'allait pas jusqu'à consentir, du premier coup, les
sacrifices nécessaires à la création d'un établissement spécial ; il s'arrêtait à un moyen terme, à une solution bâ-
tarde : l'hospitalisation à l'asile d'aliénés.

L'expédient dont on s'était avisé n'avait d'ailleurs
aucune chance d'aboutir : la loi de 1838 réserve exclusivement l'asile aux aliénés. Pressenti, le directeur (3) de

(1) Les procès-verbaux des séances étant alors anonymes, nous n'avons
pu savoir quel était l'auteur de cette proposition.
(2) *Comptes rendus du Conseil général*, session d'août-septembre 1851.
(3) M BILLOD.

cet établissement signale l'obstacle légal : le préfet insiste ; on en réfère au ministre, qui exige un quartier spécial et distinct (1).

La dépense apparaît trop considérable. Force est donc d'abandonner le projet, mais le vote reste acquis et le crédit ouvert aux épileptiques en 1851 a été maintenu depuis lors au budget départemental, et, depuis lors, progressivement augmenté.

Mis au courant des difficultés qui s'opposent à la réalisation de son vote, le Conseil général, dans sa séance du 31 août 1852, émet le vœu « que la dite somme de 1 800 francs soit remise au préfet pour en disposer en faveur d'un établissement spécial du département qu'il jugera le plus convenable pour y placer des épileptiques ».

Il faut croire que la mission ainsi confiée au préfet n'était pas d'exécution facile, puisque c'est deux ans plus tard, en 1854 seulement, que nous voyons l'administration trouver enfin l'emploi du crédit disponible. « Tous « les établissements charitables du département, déclare « le rapport de la session d'août 1854, à l'exception de « celui du Saint-Cœur de Marie, à Vendôme, lequel ne « reçoit que des femmes, sont généralement très peu « disposés à consentir à de semblables admissions (2). « Le département du Cher possède à Bourges un hospice

----

(1) Correspondance administrative : Lettres de préfet à directeur (24 novembre 1851), — de directeur à préfet (28 novembre 1851), — de ministre à préfet (4 février 1852).

(2) La Commission des Hospices de Blois, en particulier, avait opposé une fin de non-recevoir absolue à une démarche en ce sens du préfet (Lettre du préfet au directeur de l'asile, en date du 24 novembre 1851).

« dans lequel sont entretenus à ses frais les épileptiques
« non aliénés. L'extension qui vient d'être donnée à cet
« établissement lui permet de recevoir un certain nombre
« de pensionnaires moyennant un prix de journée de
« o fr. 9o par malade. Il serait donc possible d'affecter
« 9oo francs au placement de 3 malades (hommes) à
« Bourges et 9oo francs au Saint-Cœur de Marie pour
« 3 femmes. »

Il en fut ainsi décidé (séance du 21 août 1854) et, à
dater de cette époque, le département du Loir-et-Cher
hospitalisa quelques-uns de ses épileptiques « simples ».

L'œuvre était seulement amorcée : pendant les années
qui suivirent, l'administration et le Conseil général s'employèrent, d'un commun accord, à la développer. Dès
1855, le crédit alloué est porté à 2 200 francs. En 1858,
la somme votée est double : 4 4oo francs, permettant
l'hospitalisation de 10 malades, tous réunis dès lors à
Bourges. Les demandes d'admission sont déjà nombreuses ;
le Conseil est obligé d'établir un classement, qu'il revise
à chaque session et d'après lequel, au fur et à mesure des
vacances, il désigne lui-même les titulaires. Pour apporter
d'ailleurs dans ces attributions le plus de justice, il pro-
cède à la répartition suivante des lits entre les divers
arrondissements :

Blois, 5 ; Vendôme, 3 ; Romorantin, 2.

Mais le nombre des demandes s'accroît sans cesse. En
186o, création de 2 nouveaux lits ; Vendôme et Romorantin bénéficient chacun d'une place nouvelle : en 1877,
pour une vacance, 18 postulants. Un treizième lit est
affecté en 1889 à Romorantin : à la session d'avril sui-

vante, pour 2 places vacantes, 14 demandes (1). Et
c'étaient, à chaque session, chez tous les rapporteurs, les
mêmes doléances, les mêmes regrets de n'avoir à distribuer un plus grand nombre de lits, de ne pouvoir dispenser aux épileptiques une assistance plus large et moins
dérisoire ; et c'étaient aussi, à chaque fois, le même
espoir exprimé, le même vœu émis de voir enfin le département de Loir-et-Cher organiser lui-même, sur son
propre territoire, une institution qui sût répondre à
d'aussi réels et pressants besoins.

A vrai dire, ni le Conseil général, ni l'Administration n'avaient à aucun moment abandonné l'idée que
nous avons vu naître dès 1851 d'utiliser à cet effet l'asile
des aliénés. Aménager à l'intérieur même de cet établissement une division spéciale, combinaison très économique et très simple, était décidément chose impossible :
une nouvelle tentative faite en ce sens en 1875 avait eu le
même sort que la précédente, elle s'était heurtée au même
veto (2). Mais il était licite de demander à l'asile le concours de ses services généraux pour l'installation et pour
le fonctionnement d'un quartier annexe, qui retirerait
d'ailleurs de ce voisinage de précieux avantages. On rédui-
rait ainsi au minimum les frais de premier établissement
et les dépenses d'entretien.

Une première étude, en 1873, était restée sans résul-

---

(1) La Commission départementale allouait des secours annuels de 30
francs (en 2 semestres égaux) aux épileptiques qui attendaient leur placement.

(2) Correspondance administrative : Préfet à directeur (30 janvier), —
directeur à préfet (13 mars), — préfet à directeur (3 avril).

tats. Pour une seconde (1875), un devis estimatif fut
dressé : on s'en tint là. En 1879-80, nouvel essai : l'architecte départemental trace un plan, établit un devis : le
projet est soumis au Conseil général. Mais, bien que
M. Dessaignes offre déjà une subvention, le montant de
la dépense paraît trop élevée (150 000 fr.), l'affaire est,
encore une fois, abandonnée (1). Elle ne devait être
reprise et résolue qu'en 1889.

Dans sa séance du 30 avril, le Conseil général, sur la
proposition de M. Jullien, invita le Préfet à faire étudier
à nouveau la question et à présenter un rapport à la session
suivante. Effectivement, dès le mois de mai 1889, le
directeur de l'asile (2) fut prié de rédiger « un avis dans
lequel la question serait embrassée à ses divers points de
vue : technique, moral et financier » (3). Il devait y
joindre plans et devis.

Pendant longtemps, l'administration de l'asile s'était
montrée assez peu favorable à toutes les propositions de ce
genre : elle s'était d'abord retranchée derrière la loi
de 1838 ; plus tard, elle s'était déclarée incapable de supporter l'augmentation de charges qui devait résulter évi-

---

(1) Le rapporteur (M. Jullien) de la Commission chargée d'examiner ce
projet s'exprimait ainsi : « Il n'est jamais entré dans les intentions du Conseil général de grever d'une somme aussi considérable le budget départemental. Tout ce qu'il nous est possible d'admettre, c'est l'installation d'une
annexe suffisante pour recevoir d'abord les 12 pensionnaires que nous entre-
tenons à Bourges et disposée de telle sorte que des agrandissements successifs
puissent être opérés, étant bien entendu que les dépenses de construction et
d'agrandissement de ce quartier ne pourront être commencés que lorsque les
fonds libres sur les ressources du département le permettront. »

(2) M. DOUTREBENTE.

(3) Lettre du préfet au directeur (13 mai 1889).

demment pour elle de l'adjonction d'un nouveau service,
— et le Conseil général avait dû se rendre à ses raisons.
Mais, à ce moment, les conditions étaient autres : grâce à
l'habile gestion d'un pensionnat florissant, la situation
financière de l'asile, naguère encore précaire, était devenue excellente ; chaque exercice se soldait par des bonis
importants (1). Des fonds de pareille origine avaient leur
emploi tout indiqué dans une œuvre d'assistance. Aussi,
dès la session d'août, le Préfet pouvait-il saisir le Conseil
général de l'avant-projet suivant : « Hospitalisation de
« 24 épileptiques et de 10 idiots (2) ; évaluation de la
« dépense : 70 000 francs. Les terrains nécessaires pour
« la construction des bâtiments et l'installation des
« cours, jardins et préaux seraient cédés, à titre gracieux,
« par l'asile, qui mettrait aussi à la disposition des nou-
« veaux quartiers ses services généraux, combinaison qui
« permettrait de réaliser une économie importante que ne
« comporte pas le premier projet (de 1880).

« Enfin, l'Administration de l'asile s'offre à supporter
« les frais de première installation et à fournir le linge,
« les vêtements et tous autres objets mobiliers.

« Le département paierait pour les épileptiques et les
« idiots un prix de journée égal à celui payé pour les
« aliénés...

« En ce qui touche les mesures financières qu'il con-

---

(1) De 257 472 fr. 02 en 1881, le passif de l'asile était tombé en 1887 à
37 697 fr. 74 ; l'exercice 1889 laissait un boni de 74 103 fr. 97. Cf. *Comptes
rendus moraux et administratifs* (1880-1889).

(2) Sur la proposition de M. Raguin, le Conseil général avait joint les
deux projets d'assistance des idiots et des épileptiques.

« viendrait de prendre pour faire face à la dépense, la
« proposition de M. le Directeur de l'asile me semble
« devoir être prise en considération.

« Le département se procurerait la somme de
« 70 000 francs présumée nécessaire par voie d'emprunt
« remboursable par annuités égales comprenant à la fois
« le capital et les intérêts, et le paiement de ces annuités
« serait effectué au moyen de prélèvements sur les res-
« sources de l'asile, qui assumerait ainsi toutes les
« charges de l'emprunt (1). »

On s'explique sans peine que le Conseil général ait
accepté avec empressement ces propositions et qu'il ait
invité l'Administration à faire immédiatement procéder,
sur ces bases, à l'étude définitive de la question.

A un examen plus approfondi, il parut nécessaire
d'apporter à l'avant-projet sommaire quelques modifications : on décida d'abord de réserver l'annexe aux seuls
épileptiques, on aviserait plus tard à l'hospitalisation des
idiots ; le nombre des lits fut dès lors réduit à 32, 16 pour
chaque sexe ; la dépense totale enfin fut évaluée à
80 000 francs.

Ainsi retouché, le projet définitif fut soumis à la
sanction ministérielle, et, après enquête et sur avis de
M. l'Inspecteur général Regnard (2), reçut l'approbation
sollicitée. Il put être présenté au Conseil général dès la
session d'août 1890, il fut voté à la même session (séances
des 21 et 22 août).

---

(1) Rapport du préfet, août 1889, p. 193.
(2) En date du 13 juillet 1890.

Conformément à ce vote, une loi du 10 avril 1891 (1)
« autorisait le département de Loir-et-Cher à emprunter
« une somme de 70 000 francs remboursable en 30 ans et
« applicable à la construction d'un quartier d'épileptiques
« annexé à l'asile de Blois ». Il était spécifié « que les
fonds nécessaires au service des intérêts et de l'amortis-
sement seraient prélevés sur les bonis de l'asile et, au
besoin ,sur les ressources départementales ».

Le 27 juillet 1892, le nouveau quartier recevait ses
premiers malades. Il était inauguré officiellement quelques
jours plus tard, à l'occasion de la tenue à Blois du 3ᵉ
Congrès des médecins aliénistes et neurologistes de
langue française (1ᵉʳ- 6 août 1892).

On a pu remarquer que, pour une dépense prévue
de 80 000 francs, l'emprunt autorisé n'était que de
70 000 francs. C'est que, au cours des délibérations de
l'assemblée départementale, le préfet avait fait connaître
qu'un généreux donateur s'était offert à participer pour
une somme de 10 000 francs aux frais d'édification de
l'établissement projeté, préludant ainsi au legs magnifique
dont il devait faire bénéficier plus tard l'institution nais-
sante. On ne pouvait faire moins que de placer l'asile des
épileptiques sous l'égide de leur bienfaiteur : on l'appela
l'hospice Dessaignes (2).

---

(1) *Journal off.* du 11 avril 1891.
(2) Délibération du Conseil général (août 1899). — Nous avons eu déjà
occasion de faire remarquer combien cette appellation d'*Hospice* nous paraît
peu appropriée : la langue vulgaire comme le style administratif (Conseil
supérieur de l'Assistance publique, — Cros-Mayrevielle, etc.) réservent cette
dénomination aux établissements d'*incurables*. Or, l'institution dont il s'agit

Description. — « Quand on arrive à Blois en venant de Paris, on peut voir de loin, au sommet du plateau, une superbe construction qui domine toutes les autres et attire forcément l'attention par la blancheur et la pureté de ses lignes : c'est l'asile nouveau des épileptiques (1). »

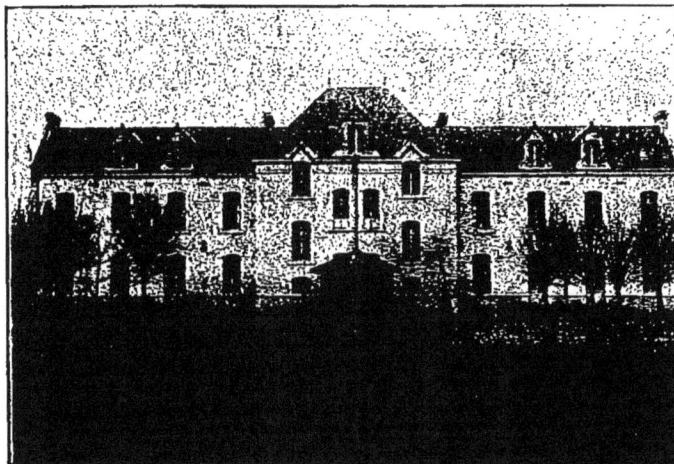

FIG. 1. — *Façade postérieure (Nord-Ouest).*

Même à distance, en effet, le quartier-annexe, isolé au centre d'un vaste espace quadrilatère, se détache très nettement de la masse plus sombre et plus floue des bâtiments

ici admet des malades qu'elle traite, qu'elle améliore souvent, qu'elle guérira peut-être. La dénomination adoptée ne se justifie évidemment que par des raisons d'euphonie. — Il est très important que le quartier-annexe ait un nom spécial qui le différencie de l'asile et consacre son autonomie ; par un sentiment très naturel, les malades tiennent beaucoup à ce qu'on établisse cette distinction ; ils ne manquent pas de la faire observer tout particulièrement à leurs correspondants.

(1) Discours prononcé aux obsèques de M. Dessaignes par le président du Conseil général du Loir-et-Cher. Blois, Migault, 1897.

de l'asile. Des jardins sur une étendue de 250 mètres, un mur de clôture séparent l'un de l'autre les deux établissements. D'ailleurs, entouré seulement sur deux de ses côtés par les terrains de l'asile, l'hospice possède son entrée spéciale sur une rue, — la rue Dessaignes, — qui le limite et le contourne sur ses deux autres côtés (1).

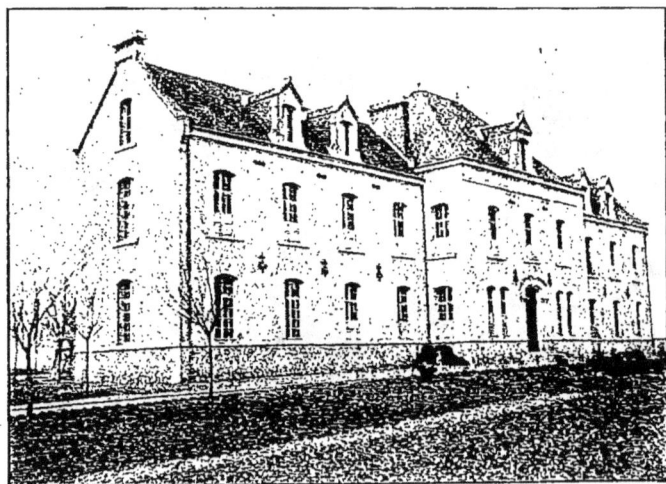

Fig. 2. — *Façade antérieure (Sud-Est).*

Le choix de l'emplacement est particulièrement heureux. A proximité, mais en retrait, d'une grande voie qui le met en relations immédiates avec la ville, l'asile des épileptiques bénéficie, — comme il sied, — des avantages inappréciables de la pleine campagne : de ses fenêtres, de ses cours aucun obstacle n'arrête le regard sur les hori-

---

(1) L'administration supérieure faisait de cette situation absolument indépendante une condition formelle de son adhésion.

zons sans fins de la Beauce. Cette situation suburbaine
lui assure à la fois confort et salubrité.

L'enclos au milieu duquel il s'élève occupe une superficie de plus de 3 hectares (exactement 3 hectares
42 ares 94 centiares), champs, jardins, cours entourant
les bâtiments d'habitation.

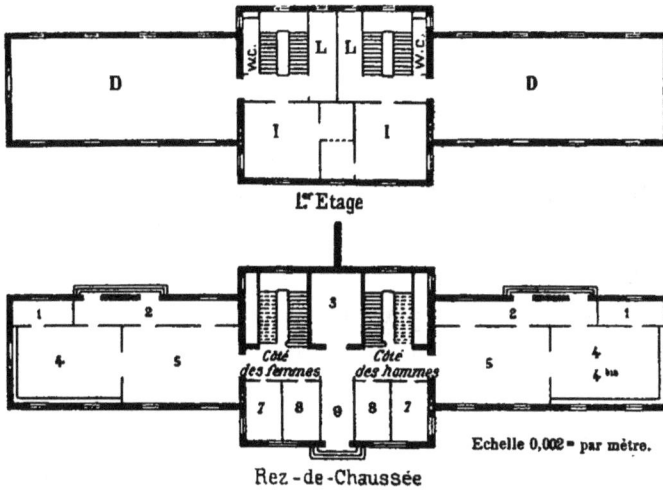

Fɪɢ. 3. — D, D, dortoirs (32 lits); — I, I, infirmerie (6 lits); — L, L, lavabos,
1, 1, débarras; — 2, 2, galeries; — 3, parloirs; — 4, chauffoir; — 4 bis, chauffoir (Billard); — 5, 5, réfectoires; — 7, 7, Laveries; — 8, 8, bains; — 9, entrée.

Mieux qu'une longue description, les vues et les plans
à l'échelle, que nous donnons ci-joint, permettent de se
faire une idée exacte de la physionomie générale des lieux,
de l'aspect extérieur des constructions, de l'exposition des
façades, de la distribution des locaux.

Nous attirerons seulement l'attention sur les particularités suivantes : l'élévation des bâtiments à un étage
(avec mansardes), disposition regrettable sans doute qui

trouve ici son excuse dans la cherté des terrains. Pas de
services généraux : l'annexe emprunte ceux de l'asile ; ateliers divers, cuisine, lingerie, buanderie, etc., sont communs aux deux établissements ; une baie percée dans le
mur de clôture livre passage à un petit railway qui assure
les échanges quotidiens de toute nature entre l'asile et
l'annexe. On aura remarqué enfin qu'il n'existe pour
chaque sexe qu'une division unique ; pas de quartiers
de classement pour enfants, agités, tranquilles. Et cela tient
à la destination restreinte de l'établissement et à l'effectif
limité de sa population.

Organisation et fonctionnement. — Quartier-annexe
non soumis au régime de la loi sur les aliénés, l'hospice Dessaignes ne peut recevoir que les épileptiques
« simples » (1). Les placements y sont exclusivement
volontaires, les admissions spontanées, c'est-à-dire solli-
citées par les intéressés eux-mêmes. Nul d'ailleurs ne saurait y être retenu contre son gré. Les délirants en étant
de ce fait exclus, l'établissement ne possède évidemment
ni quartier d'agités, ni cellules, ni chambres d'isolement (2). Cependant, il serait inexact de dire que l'hospice Dessaignes n'admet et ne conserve que des épileptiques
sains d'esprit ; il accepte tous les convulsifs quel que soit

---

(1) L'avis d'ouverture publié en date du 7 juillet 1892 au « Recueil des
actes administratifs », n° 14, p. 316, indique comme pièces à fournir à l'appui
des demandes d'admission : 1°... ; 2° un certificat médical ; 3°... Aucune
règle n'est spécifiée quant à sa rédaction ; le plus souvent, ce certificat ne
renferme aucune indication sur l'état mental.

(2) Ajoutons : ni moyens quelconques de contention (camisole, maillot,
entraves, etc.).

leur niveau intellectuel, même idiots, même déments, à la seule condition qu'ils se montrent calmes et inoffensifs. Il s'efforce même d'éviter l'évacuation sur l'asile des malades en état de délire transitoire, lorsqu'il est permis de penser, d'après les accès antérieurs, que leur maintien à l'hospice ne deviendra pas une cause de désordre ou de dangers. C'est dans cet esprit très large qu'a été conçu jusqu'à ce jour le recrutement de la population et que s'opèrent, le cas échéant, les mutations.

TABLEAU I

Mouvement des entrées et des sorties du 27 juillet 1892 au 31 décembre 1901.

ANNÉES	ENTRÉES			SORTIES		
	HOMMES	FEMMES	TOTAL	HOMMES	FEMMES	TOTAL
1892..	7	16	23	1	»	1
1893..	2	5	7	»	4	4
1894..	5	1	6	2	1	3
1895..	2	»	2	2	»	2
1896..	1	»	1	3	1	4
1897..	2	»	2	2	»	2
1898..	5	3	8	2	2	4
1899..	3	»	3	1	»	1
1900..	3	1	4	1	2	3
1901..	3	»	3	3	1	4
	33	26	59	17	11	28

Comme l'indique ce tableau, l'effectif normal de la population de l'hospice Dessaignes est de 32 malades, 16 de chaque sexe.

Aucune limite, minima ou maxima, n'ayant été fixée pour l'admission, tous les âges y sont représentés.

Tableau II

Age des malades au moment de l'admission.

A G E	HOMMES	FEMMES	TOTAL
Au-dessous de 13 ans.	2	1	3
De 13 à 20 ans	5	4	9
20 à 30	13	9	22
30 à 40	2	4	6
40 à 50	2	3	5
50 à 60	6	2	8
60 à 70	1	2	3
70 et au-dessus	2	1	3

Soulignons le petit nombre des enfants, évidemment insuffisant pour justifier l'existence d'une section spéciale.

Il n'a pas été établi de règlement officiel pour le service intérieur de l'établissement; toute latitude a été donnée au médecin-directeur pour l'organiser.

L'emploi du temps est celui des malades tranquilles de l'asile : mêmes heures de lever, de coucher, de repas, de travail, mais avec plus d'élasticité.

Même régime alimentaire, avec plus de facilités pour l'agrémenter de suppléments divers.

Même vêture : l'hospice fournit à chaque malade un trousseau complet, mais ne leur impose aucun uniforme;

chacun peut s'habiller suivant ses goûts et ses ressources : les femmes surtout usent de cette liberté.

Le service médical est assuré par les médecins de l'asile : un médecin-directeur, un médecin-adjoint, un interne.

Le personnel de surveillance se compose d'un sous-surveillant et d'un infirmier, pour les hommes ; d'une sous-surveillante et d'une infirmière, pour les femmes.

Résultats. — Avec cette organisation et ces moyens, l'hospice Dessaignes fonctionne depuis bientôt dix ans. L'expérience est sans doute suffisante pour qu'on puisse juger des résultats obtenus et apprécier jusqu'à quel point l'établissement répond aux besoins en vue desquels il a été créé. Nous rappelant les desiderata essentiels que nous avons vu être ceux des épileptiques, la question pour nous se pose donc ainsi : les épileptiques du Loir-et-Cher ont-ils trouvé à l'hospice Dessaignes les conditions particulières de surveillance, de milieu et de traitement auxquelles ils peuvent prétendre ?

1° *Surveillance.* — Nous avons eu occasion de citer (1) l'observation du malade Maxime B... qui, le 17 novembre 1900, au cours d'une crise, succomba aux suites d'une axphyxie par corps étranger des voies respiratoires. C'est le seul accident mortel qui ait été enregistré à l'hospice Dessaignes.

Dans la nuit du 15 au 16 janvier 1900, Marie-Louise L..., 32 ans, entrée le 31 juillet 1892, a été prise d'une attaque convulsive, sans chute hors du lit ; à la visite du

---

(1) Cf. p. 34. Obs. X.

matin, on constata chez elle tous les signes d'une luxation sous-coracoïdienne de l'épaule gauche, d'ailleurs facilement réductible par le procédé de Kocher. C'est le seul accident de quelque gravité que nous ayons à signaler : il est très probable qu'il s'agissait dans ce cas d'une luxation par action musculaire.

Or, il est intéressant de mettre en regard de ces deux accidents, dont l'un au moins, le dernier, ne pouvait en aucune façon être évité, la statistique des accès de toute nature qui ont été observés à l'hospice Dessaignes durant cette période.

Tableau III

Statistique des accès d'épilepsie observés à l'hospice Dessaignes du 1er août 1892 au 31 décembre 1901.

ANNÉES	HOMMES	FEMMES	TOTAL
1892 (5 mois). . . .	369	871	1 240
1893.	721	1 583	2 304
1894.	867	849	1 716
1895.	1 183	1 351	2 534
1896.	1 036	1 071	2 107
1897.	463	598	1 061
1898.	753	927	1 680
1899.	1 836	1 013	2 849
1900.	2 015	615	2 630
1901.	1 327	568	1 895
	10 570	9 446	20 016

Nous avons également rapporté (1) l'observation de ce malheureux jeune homme hanté par des idées de sui-

(1) Cf. p. 22. Obs. VIII.

cide, qu'il essaya à plusieurs reprises de mettre à exécution. Chaque fois, ses tentatives furent déjouées.

Enfin, depuis l'ouverture de l'établissement, on n'a
pas eu à déplorer un seul attentat contre les personnes,
de la nature de ceux dont nous avons fourni de si terribles
exemples (1).

De ces résultats évidemment très satisfaisants il est
sans doute légitime de faire honneur à la vigilance attentive du personnel. Remarquons toutefois, sans vouloir
en rien diminuer son très réel mérite, que cette partie de
sa tâche lui est singulièrement facilitée par les malades
eux-mêmes. C'est un fait aujourd'hui bien connu que les
épileptiques se prêtent très volontiers, à l'occasion de
leurs crises, un mutuel secours ; les malades de l'hospice
Dessaignes ne font pas exception à cette règle. Il suffit
dès lors, pour assurer la surveillance, de tenir la main à
ce qu'ils observent rigoureusement la consigne de n'aller
jamais que par deux.

2° *Milieu.* — La vie n'est pas oisive à l'hospice Dessaignes et chacun trouve à s'occuper suivant ses forces,
suivant ses aptitudes, suivant ses moyens.

L'asile offre à ce point de vue de précieuses ressources : une ferme, un domaine agricole et horticole de près
de 40 hectares, des ateliers où toutes les professions
usuelles sont représentées : menuisier, serrurier, ferblan-
tier, tailleur, peintre, cordonnier, etc.

On ne manque pas de signaler aux malades les avantages
de toute nature que présente pour eux le travail au grand

---

(1) Cf. p.25-26.

air, les inconvénients ou les dangers auxquels les exposent par contre tels ou tels métiers ; mais, sous le bénéfice de ces conseils, on leur laisse toute liberté pour le choix de leurs occupations.

En fait, la plupart des hommes sont employés à la culture maraîchère : quelques jeunes gens ont demandé à faire l'apprentissage d'un métier : actuellement, l'hospice compte : un apprenti cordonnier, un apprenti serrurier, trois apprentis tailleurs. Pour les femmes, un atelier de couture a été aménagé dans l'établissement même ; le tableau suivant, qui porte sur deux années prises au hasard, donnera une idée de son activité.

TABLEAU IV

Travaux de l'atelier de couture de l'hospice Dessaignes en 1897 et en 1901.

	TRAVAIL NEUF		TRAVAIL DE RACCOMMODAGE	
	1897	1901	1897	1901
Janvier. . . .	50 pièces.	93 pièces (1).	210 pièces.	307 pièces.
Février . . .	72 —	79 —	195 —	313 —
Mars	68 —	94 —	257 —	342 —
Avril. . . .	75 —	77 —	234 —	335 —
Mai.	36 —	103 —	215 —	343 —
Juin.. . . .	52 —	66 —	275 —	265 —
Juillet. . . .	43 —	73 —	212 —	296 —
Août	77 —	68 —	328 —	292 —
Septembre.. .	38 —	32 —	282 —	226 —
Octobre . . .	80 —	16 —	252 —	295 —
Novembre.. .	97 —	22 —	276 —	352 —
Décembre.. .	118 —	16 —	227 —	310 —
	806 pièces.	739 pièces.	2 963 pièces.	3 676 pièces.

(1) Draps, chemises, jupons, pantalons, robes, tabliers, etc.

Le travail fourni apparaît donc considérable et soutenu. Or, il n'est nullement obligatoire, il est simplement
encouragé par une très légère rétribution (1).

On ne se contente pas, d'ailleurs, à l'hospice Dessaignes,
de procurer aux épileptiques des occupations régulières
et adéquates ; on s'efforce, par quelques distractions, de
rendre le séjour de l'établissement sinon agréable, du moins
très supportable. Et ici encore on a recours à l'asile, qui
met au service de l'annexe sa bibliothèque et son théâtre.
Nous devons à la vérité de dire que, jusqu'à ce jour tout
au moins, les malades n'ont manifesté qu'un goût très
limité pour les plaisirs d'ordre intellectuel; la plupart,
nous l'avons vu, sont illettrés. Au reste, on ne les conduit
au théâtre qu'avec réserve, l'expérience ayant démontré
une recrudescence des attaques après chaque spectacle particulièrement émouvant. Par contre, bon nombre de
jeunes gens trouvent des charmes à la musique : on met
à leur disposition des instruments variés, sur lesquels ils
peuvent s'exercer. Enfin, depuis qu'un billard a été ins-

---

(1) Les règles suivies pour le travail et sa rémunération sont à peu près les
mêmes que celles prescrites pour les asiles (Règlement officiel du 20 mars
1857, art. 150-163, modifié par arrêté ministériel du 29 décembre 1892).
Toutefois, on ne saurait à ce point de vue assimiler complètement les épileptiques sains d'esprit aux aliénés. Vis-à-vis des premiers, le devoir de la
société ne va pas jusqu'à les soustraire à la loi commune du travail ; il cesse
dès qu'elle les a placés dans des conditions telles que leur activité puisse s'employer utilement. Qu'on leur demande alors « de s'acquitter obligatoirement
de quelques travaux utiles à l'établissement qui leur donne asile » (FERRUS.
Des aliénés, p. 305), rien de plus légitime. Il devient au contraire abusif de
considérer le travail, chez les aliénés, autrement que comme un « moyen de
traitement et de distraction » (PARCHAPPE, 1847. Règlement officiel, 1857).
Cf. : DROUINEAU. Congrès des aliénistes de la Rochelle, 1893, p. 556.

tallé dans la section des hommes, il reste très rarement vacant.

L'épileptique à l'hospice Dessaignes n'est pas séquestré : on cherche au contraire à lui donner, pour le moins « l'illusion de la liberté » (1). Il va sans dire qu'il circule à sa guise à l'intérieur de l'établissement et sur le domaine de l'asile, l'un et l'autre clos de murs sur trois seulement de leurs côtés. En outre, à certaines occasions (foires, fêtes publiques, etc.), les malades valides font des promenades en ville, par groupes accompagnés d'un surveillant. Enfin, le médecin-directeur accorde très volontiers à tous ceux qui peuvent sans inconvénients être confiés à leurs familles des permissions et des congés : tel malade de la ville sort presque régulièrement chaque dimanche, tel autre va chaque année, à l'époque des moissons, passer deux ou trois semaines à son village. Tous emportent de l'hospice une provision de bromure suffisante et n'interrompent jamais le traitement en cours. Ils savent d'ailleurs quelle est pour eux l'importance d'un régime de vie régulier et combien soigneusement ils doivent éviter les excès de toute nature. Au besoin, des exemples leur rappellent que ces faveurs très appréciées leur seront immédiatement refusées du jour où ils s'en montreront indignes ; aussi, le plus souvent, continuent-ils au dehors les habitudes de sobriété et de régularité qu'ils ont contractées à l'hospice.

D'un autre point de vue, ces contacts intermittents avec le milieu ordinaire ne sont pas inutiles à l'épileptique. Il n'est pas rare qu'après un isolement d'une cer-

(1) Marandon de Montyel.

taine durée il ne s'imagine, dans son optimisme bien connu, être apte à reprendre, sans inconvénients, la vie sociale normale. Interné dans un asile, il crie alors à la séquestration ; on peut, à l'hospice, se prêter à l'expérience qu'il sollicite, on lui accorde une « sortie d'essai ». Trop souvent, la désillusion est prompte et cruelle, et, lorsqu'il rentre, aigri, déçu, il se rend compte à nouveau, et pour quelque temps encore, des avantages que présente pour lui l'hospitalisation. Au dehors, il est un fâcheux dont on se garde ; ici, c'est un malade que l'on accueille et qu'on traite.

3° *Traitement.* — Dès son entrée à l'hospice Dessaignes, tout épileptique voit ouvrir à son nom un dossier médical où viendront s'inscrire au jour le jour les incidents multiples de sa vie pathologique : désormais, aucune des manifestations, même les plus fugaces, de sa névrose ne seront tenues pour indifférentes ; elles seront toutes soigneusement enregistrées. D'abord un peu surpris de l'intérêt nouveau, inattendu peut-être, qu'il paraît éveiller, le malade éprouve bientôt un grand réconfort de se sentir ainsi l'objet d'un étude attentive et d'une bienveillante observation ; dorénavant, il a conscience qu'il n'est plus abandonné. D'ailleurs, autour de lui, il entend dire, il voit les bienfaits, que ses camarades retirent de la médication et du régime ; il prend confiance, il espère à son tour en la guérison. Dès lors, il est curieux de noter avec quelle minutie il s'observe, il se scrute pour signaler au médecin les menus faits, les détails infimes qu'il suppose de nature à l'éclairer. Et il manifeste son impatience, sa hâte d'être mis, lui aussi, en traitement.

Sauf urgence, en effet, le traitement pharmaceutique n'est institué qu'après une période d'observation qui se prolonge, suivant les cas, six mois, un an, deux ans même, le temps nécessaire en un mot pour établir un diagnostic précis, pour déterminer exactement la forme, la marche, les caractères de la maladie. On commence alors la bromuration, d'après la méthode classique (1) : parties égales de bromure de potassium, de sodium et d'ammonium, en deux prises, au déjeuner du matin et au repas du soir, la dose du début s'élevant, suivant le nombre des accès, à 3 grammes ou à 4 grammes de tribromure par jour. Après un laps de temps plus ou moins long, variable entre 2 et 8 mois, si les accès continuent, on augmente progressivement la dose jusqu'à 6 et 7 grammes au maximum : on ne dépasse pas cette dose. Si l'on obtient la cessation des accès, on maintient pendant plusieurs mois, plusieurs années même, la dose efficace, puis on diminue progressivement en observant les mêmes délais.

Voici, très sommairement exposés (2), les résultats thérapeutiques obtenus.

Du 27 juillet 1892 au 31 décembre 1901, l'hospice Dessaignes a reçu 57 malades (3).

---

(1) Cf. DOUTREBENTE. Traitement médical de l'épilepsie, p. 4.

(2) Nous devrions, pour qu'on puisse juger sainement des résultats obtenus, entrer dans des développements que ne comportent ni le cadre, ni la nature de ce travail ; nous ne pouvons donner ici qu'une statistique brute, sans commentaires.

(3) La différence entre ce chiffre et celui que donne le tableau I (59) s'explique par le fait de la réadmission de deux malades après sortie prématurée.

Sur ce nombre, 17 n'ont pas été traités, pour l'une ou pour l'autre des raisons suivantes :

2 malades, parce qu'ils ont été reconnus, après observation, non atteints d'épilepsie (hystérie) :

2 malades, par suite de la trop courte durée de leur séjour (1 mois, huit jours) :

4 malades, à cause de leur âge avancé (68, 70, 72, 73 ans).

1 malade, par suite de l'extrême rareté de ses attaques (une seule en sept ans) ;

2 malades, parce que l'épilepsie a paru liée à des lésions organiques trop accentuées (idiotie avec hémiplégie infantile) ;

6 malades enfin sont encore en observation.

Les 40 malades bromurés peuvent être répartis de la façon suivante, d'après l'effet du traitement :

Aucune amélioration.	11
Légère —	9
Notable —	11
Cas douteux.	9

Précisons :

1° *Aucune amélioration.* Exemples :

	12 premiers mois (sans traitement).	12 derniers mois (avec traitement).
Charlotte Du.	252 attaques.	251 attaques.
Maria Mo.	127 —	133 —

2° *Légère amélioration.* Exemples :

	12 premiers mois (sans traitement).	12 derniers mois (avec traitement).
Auguste Sa..	127 attaques.	68 attaques.
Auguste Bi..	98 —	53 —

3° *Notable amélioration.*

	12 premiers mois (sans traitement).	12 derniers mois (avec traitement).
Rosalie Bi.	46 attaques.	1 attaque.
Sylvine Ch..	120 —	0 —
Adélaïde Ro.	70 —	0 —
Mélanie Ta..	38 —	5 —
Françoise Le.	16 —	2 —
Augustine Ch..	154 —	21 —
Berthe Fe.	190 —	0 —
Jules Fl.	28 —	3 —
Alexandre Fo.	12 —	1 —
René Om.	172 —	Sorti prématurément : pas d'attaque depuis 4 mois.
Pierre Du.	198 —	Sorti prématurément : pas d'attaque depuis 2 mois après 4 mois de traitement.

4° *Cas douteux.* — Nous rangeons sous cette rubrique les deux ordres de faits suivants : cas où le traitement a été interrompu pour une cause quelconque avant qu'on ait pu juger de son efficacité ; cas dans lesquels la médication est instituée depuis un laps de temps trop court pour qu'on puisse se prononcer sur son résultat ; il est cependant permis d'escompter d'ores et déjà parmi ces derniers 3 échecs et 4 succès probables (1).

---

(1) On aura sans doute remarqué que, dans la répartition des cas traités, nous ne paraissons pas envisager l'hypothèse de guérisons ; et cependant plusieurs de nos malades ne présentent plus la moindre manifestation convulsive depuis un temps souvent très long : *Sylvine Ch...*, avant de succomber à une maladie intercurrente, était restée 3 ans et 6 mois sans avoir d'accès ; *Berthe F...* n'a plus d'attaques depuis 3 ans et 7 mois ; *Adélaïde R...* depuis 4 ans et 11 mois. C'est que toutes ces malades sont encore en traitement. Il n'y a pas, à l'heure actuelle, à l'hospice Dessaignes un seul épileptique que l'on puisse dire guéri, c'est-à-dire qui n'ait plus d'attaques en ne prenant plus de bromure. Au reste, on est loin d'être d'accord sur la réponse à faire

Au surplus, le traitement bromique peut ne pas borner ses effets à la seule diminution du nombre des crises convulsives. A plusieurs reprises, il a paru agir sur leur intensité, sur le moment de leur apparition (diurne ou nocturne), sur leur groupement en séries, etc... Dans quelques cas, il a exercé indiscutablement la plus heureuse influence sur l'état mental (troubles psychiques élémentaires, cf. Obs. IX, plus haut citée).

On sait d'autre part les inconvénients de la bromuration continue, les dangers du bromisme : des 40 malades traités, deux seulement ont présenté des accidents cutanés assez sérieux pour nécessiter la diminution des doses, sans exiger cependant la cessation complète de la médication (1).

Autant donc qu'il est permis d'en juger par cet exposé trop succinct, les résultats obtenus par l'hospice Dessaignes peuvent être considérés comme très encourageants ;

à la question suivante : A quel moment est-on autorisé à prononcer le mot de guérison ? Séguin fixait un délai de 2 à 5 années passées sans crises après cessation complète du traitement médicamenteux. Or, récemment, W. Sinkler rapportait 24 observations dans lesquelles l'épilepsie récidiva après une période de guérison apparente ayant duré, suivant les cas, de 2 à 27 ans. *Journ. of Nervous and Ment. Disease,* avril 1898.

(1) M. DOUTREBENTE tenait de ses maîtres et de son expérience personnelle sur les malades d'asile une certaine prévention contre le traitement bromuré : il craignait son action dépressive sur les fonctions intellectuelles. Depuis qu'il observe à l'hospice Dessaignes, il a modifié son opinion : il estime aujourd'hui que les épileptiques, placés dans des conditions hygiéniques excellentes, soumis à une surveillance médicale quotidienne et traités avec prudence, n'ont rien à redouter de l'emploi des bromures ; c'est pourquoi, sauf contre-indication évidente, il institue le traitement par les bromures chez tous les malades confiés à ses soins.

nous sommes autorisés à croire, par les intéressés eux-
mêmes, que les services qu'il rend sont très appréciés.

L'établissement, avons-nous dit, n'accepte que des
placements volontaires ; tout malade en peut librement
sortir. Consultons le tableau des sorties.

TABLEAU V

Mouvement détaillé des sorties du 27 juillet 1892 au 31 décembre 1901.

ANNÉES	SORTIES PAR DÉCÈS		SORTIES PAR TRANSFERT (A = asile ; H G = hôpital général)		SORTIES VOLONTAIRES	
	Hommes.	Femmes.	Hommes.	Femmes.	Hommes.	Femmes.
1892.	»	»	1 (H G)	»	»	»
1893.	»	1	»	3 { 2 (A) 1 (H G)	»	»
1894.	1	»	1 (A)	1 (A)	»	»
1895.	1	»	1 (A)	»	»	»
1896.	2	1	»	»	1	»
1897.	2	»	»	»	»	»
1898.	»	1	»	1 (A)	2	»
1899.	1	»	»	»	»	»
1900.	1	1	»	1 (A)	»	»
1901.	1	»	1 (A)	1 (A)	1	»
	9	4	4	7	4	»
	13 (1)		11 (2)		4	

4 sorties volontaires pour 59 entrées : on conviendra

---

(1) Dont 3 imputables à l'épilepsie (état de mal).

(2) La proportion des malades évacués sur l'asile : 9/59 est beaucoup
plus forte que dans la statistique fournie par M. Carrier pour l'hospice du
Perron : 6/231. Cependant cette décision n'est prise à l'hospice Dessaignes
qu'à la dernière extrémité.

que la proportion est minime ; elle doit encore être
réduite : deux de ces sorties se rapportent à un même
malade réadmis et à nouveau sorti. On aura noté d'ailleurs que les 3 malades qui ont quitté l'hospice sur leur
demande sont 3 hommes, ajoutons : 3 jeunes gens de 15 à
20 ans, qui n'ont pu se soumettre au régime régulier et
sobre de l'établissement.

Dépenses. — L'hospice Dessaignes justifie donc pleinement les espérances qu'il avait fait concevoir ; les
épileptiques du Loir-et-Cher y trouvent l'assistance qui
leur convient, ils en retirent un bénéfice non douteux. Il
n'est pas indifférent de connaître au prix de quels sacrifices pareil résultat a pu être atteint.

Les dépenses de premier établissement se sont élevées
au chiffre total de 114 672 fr. 30, se décomposant comme
suit :

Prix d'achat des terrains (par l'asile)... 48 000 francs
Frais de construction et d'aménagement. 66 672 fr. 30
(dont 10 000 provenant du legs Dessaignes, le reste à la
charge de l'asile).

Le prix de revient du lit est donc de 3 583 francs (1).

Les dépenses d'entretien ne peuvent être évaluées
exactement, le quartier-annexe n'ayant pas de budget spécial, distinct de celui de l'asile.

Le tableau suivant n'indique que le montant des sommes versées à l'asile par le département pour les frais de
séjour des épileptiques simples.

---

(1) Il faut remarquer que les terrains acquis sont d'ores et déjà suffisants
pour permettre, si besoin, la construction de nouveaux bâtiments.

TABLEAU VI

ANNÉES	NOMBRE DES JOURNÉES de présence	TAUX	SOMMES VERSÉES
1893.	8 848	1^{fr},10	9 292^{fr},80
1894.	9 732	—	10 705 20
1895.	10 325	—	11 357 50
1896.	9 851	—	10 836 10
1897.	9 099	—	10 008 90
1898.	10 090	—	11 099 »
1899.	11 126	—	12 238 60
1900.	11 817	—	12 998 70

Desiderata. — Avec un même prix de journée, les dépenses suivent, on le voit, une progression croissante. C'est que, de plus en plus, l'effectif de l'établissement est toujours complet : chaque vacance qui s'y produit est immédiatement comblée. Même la constatation s'impose aujourd'hui que l'hospice Dessaignes est devenu insuffisant. A la date du 31 décembre 1901, la préfecture du Loir-et-Cher était saisie de 8 demandes de placement (5 femmes, 3 hommes) : chaque demande doit attendre deux ans, au moins, avant d'obtenir satisfaction.

Cette situation, renouvelée de l'époque antérieure à la création de l'hospice, n'est pas sans inconvénients. Tous les auteurs insistent sur la nécessité du traitement précoce de l'épilepsie et c'est un fait bien établi que la maladie offre d'autant plus de chances de guérison qu'elle est soignée plus tôt après son apparition. Pour que l'hospice Dessaignes produisît donc vraiment tous les résultats qu'on

on peut attendre, il faudrait que les malades puissent y
être reçus dès qu'on a constaté chez eux les premières crises. Or, il est loin d'en être ainsi ; on en jugera d'après le
tableau suivant :

Tableau VII
Durée de la maladie avant l'admission.

DURÉE	NOMBRE DES MALADES
1 an et au-dessous.	0
De 1 an à 5 ans.	6
5 10	8
10 20	16
20 30	4
30 et au-dessus.	11
Époque indéterminée ou inconnue.	12

Il est évident qu'un pareil état de choses est imputa-
ble pour la plus grande part à la négligence ou à l'ignorance des malades eux-mêmes ; il reste néanmoins que les
retards apportés aux admissions y contribuent dans une
certaine mesure.

A la vérité, pour obvier en partie aux inconvénients
résultant de l'insuffisance des places disponibles, M. Doutrebente a étendu aux épileptiques le bénéfice des consultations gratuites qu'il a instituées à l'asile, dès 1882, à
l'usage des aliénés ; il y joint même la délivrance des
médicaments. Mais cette mesure, quelque efficace qu'elle
puisse être, ne peut avoir, on le conçoit, que la valeur
d'un palliatif. Des résolutions plus énergiques s'imposent :
l'établissement doit être agrandi, — et agrandi de façon

suffisante pour qu'il puisse répondre à tous les besoins.

Avenir. — Le Conseil général du Loir-et-Cher, préoccupé de cette situation et appréciant hautement les résultats déjà obtenus, eût très certainement consenti de nouvelles dépenses et voté des crédits plus élevés, si une intervention ne s'était produite qui rendait inutile de pareils sacrifices et assurait définitivement l'avenir de l'institution.

Aux termes d'un testament olographe en date du 24 décembre 1883, — dont les dispositions ne furent divulguées qu'après sa mort survenue le 26 octobre 1897, — M. Philibert Dessaignes léguait au département du Loir-et-Cher, à l'expiration de l'usufruit de sa femme, les 4/5 du produit des ventes de tous ses biens, meubles et immeubles. Le montant total du legs ainsi fait au département, calculé d'après le cours de la Bourse au jour du décès du testateur, s'élève à la somme de 1 118 025 fr. 16.

« Ce legs est fait à la charge par le département d'é« difier, dans les dépendances de son établissement d'a« liénés ou ailleurs, un corps de logis et dépendances « destiné à recevoir gratuitement, ou moyennant pension, « les épileptiques et les idiots domiciliés dans le dépar« tement. Cette destination est de condition expresse « et à peine de nullité » (Testament du 24 décembre « 1883).

Pour le cas où le legs recueilli serait trop important pour le premier emploi prescrit, M. Dessaignes stipule de la façon suivante le nouvel emploi imposé au département :

« Ce serait... un établissement consacré aux sourds-

« muets ou aveugles indigents domiciliés dans le départe-
« ment... Ce pourrait être aussi... l'exemption de con-
« cours financier, aujourd'hui exigé de la part des
« communes, pour l'admission qu'elles ont obtenue d'épi-
« leptiques et d'idiots, ayant leur domicile de secours
« dans lesdites communes... » (Codicille du 28 juillet
1893).

Par un décret en date du 12 janvier 1899, le département était autorisé à accepter, aux clauses et conditions
imposées, le legs Dessaignes ; dès la même année, une
commission était instituée pour en assurer l'exécution (1).

Le premier soin de cette commission devait être de
s'informer exactement du nombre et des besoins des
épileptiques du département. La circulaire suivante fut
adressée à cet effet par l'administration préfectorale à tous
les maires du Loir-et-Cher :

« Existe-t-il dans la commune des épileptiques dont
« le placement puisse être demandé ?

« Dans l'affirmative, donner leurs noms, prénoms,
« sexe, lieu et date de naissance, profession, état civil, la
« durée de leur séjour dans la commune.

« Vivent-ils de leur travail ?

« Quelles sont les ressources de leurs parents ?

« Quelles sont celles de leurs enfants ?

---

(1) Cette commission est ainsi composée :
3 membres du Conseil général ;
Les 3 vice-présidents des Commissions charitables et hospitalières de
Blois ;
Le directeur-médecin de l'asile d'aliénés ;
L'architecte départemental ;
Un fondé de pouvoirs de Mme Dessaignes.

VERNET.   11

« Dans quelle mesure pourraient-ils contribuer dans
« leurs frais d'hospitalisation ? »

Les réponses envoyées par les $\frac{9}{10}$ des maires se ré-
sument dans le tableau suivant :

	HOMMES	FEMMES
1° Épileptiques indigents sollicitant leur placement. .	2	3
2° — pour lesquels aucune demande n'a été faite.	27	14
3° Épileptiques déjà hospitalisés (hospice Dessaignes).	15	17
	44	34
TOTAL.		78

D'après les résultats de cette enquête, la commission a
mis à l'étude un projet réservant le pavillon actuel à l'hospitalisation de 30 femmes et prévoyant la construction
d'un pavillon de 25 lits pour les hommes (1). L'hospice
Dessaignes disposerait donc de 23 nouvelles places : 9 pour
les hommes, 14 pour les femmes.

A ne considérer que l'état actuel des demandes :
3 hommes, 5 femmes, on est tenté d'admettre que la réalisation de ce projet donnera définitivement au service
l'élasticité dont il manque. Il y a cependant des raisons de
croire qu'un jour viendra, prochain peut-être, où les
55 lits de l'hospice Dessaignes seront, à leur tour, insuffisants.

On est en droit de craindre tout d'abord que l'épilepsie
ne devienne plus fréquente dans le département. Depuis

_____

(1) Les idiots bénéficieraient de 30 lits pour chaque sexe.

quelques années, — on le constate à l'asile, — l'alcoolisme s'y développe dans des proportions inquiétantes, l'alcoolisme dont on sait le rôle dans la genèse de l'épilepsie.

Toutes choses égales d'ailleurs, il est à prévoir que les demandes d'admission augmenteront en raison de la notoriété de plus en plus grande qu'acquiert l'établissement. Depuis dix ans, il fonctionne obscurément, modestement, sans vaine réclame. Son existence n'a été révélée officiellement que par l'insertion d'un avis d'ouverture au « Recueil des actes administratifs (1) », — publicité bien limitée. Il doit compter, nous avons pu maintes fois nous en convaincre, avec le scepticisme si répandu dans le corps médical à l'endroit de toute tentative thérapeutique de l'épilepsie. Peu à peu, cependant, les premiers résultats se dessinent, à toute occasion les malades ne manquent pas de les faire connaître. Bientôt, peut-être, des guérison solides, indiscutables, établiront l'efficacité indéniable de la médication employée. A dater de ce moment les demandes arriveront plus nombreuses encore. L'expérience acquise en est le sûr garant : au début, on craignait de ne pouvoir peupler la section des hommes ; aujourd'hui, on est obligé de refuser des malades.

Enfin, il est permis de formuler quelques réserves sur les résultats fournis par l'enquête administrative. 41 épileptiques, dit-on, n'ont fait aucune demande ; sur 78, la proportion paraît considérable. Elle serait assurément moindre si les malades pouvaient se procurer plus aisément

---

(1) 7 juillet 1892, n° 14, p. 316.

l'une des pièces exigées à l'appui de leurs demandes, à savoir :

« 1°..., 2°..., etc., 5°. Délibération du conseil muni-
« cipal portant vote du contingent de la commune dans
« la pension du malade (1). »

Aussi longtemps que les épileptiques du Loir-et-Cher furent hospitalisés à Bourges, la part contributive des communes resta uniformément fixée au $\frac{1}{10}$ de la dépense : les assemblées municipales donnaient très volontiers un avis favorable à toutes les demandes qui leur étaient présentées. Après l'ouverture de l'hospice Dessaignes, cette proportion ne fut maintenue que pour les malades transférés de Bourges. Pour les nouvelles admissions, le Conseil général fixa un tarif gradué suivant la quotité des revenus communaux, tarif de 10 pour 100 plus élevé que celui établi pour les dépenses des aliénés (2). Voici d'ailleurs le barème adopté :

Communes ayant :

100 001 fr. de revenus et au-dessus.		60 p. 100 de la dépense.	
De 50 001 fr. à 100 000 fr.		50	—
30 001	50 000	40	—
20 001	30 000	35	—
10 001	20 000	30	—
5 001	10 000	25	—
1 001	5 000	22	—
501	1 000	15	—
500	et au-dessous. . . .	10	—

(1) *Recueil des actes administratifs*, 1892, n° 14, p. 316.

(2) Délibération en date du 20 août 1891. — Nous lisons dans le Rapport du préfet, session d'août 1891, p. 384 : « Il convient de tenir compte « des circonstances différentes dans lesquelles s'effectuent les placements des « épileptiques et des aliénés. Pour ces derniers, la séquestration s'impose

Certains conseils municipaux, — celui de Blois, en particulier, qui doit payer 60 pour 100, — se sont émus du tarif adopté par le Conseil général ; ils ont protesté ou refusé de voter la quote-part réglementaire. Le Conseil général passa outre et décida « de n'examiner au fond « aucune demande pour laquelle la commune intéressée « n'aurait pas consenti à accorder le concours imposé par « le tarif adopté (1). »

On s'explique maintenant pourquoi les municipalités montrent si peu d'empressement à hospitaliser leurs épileptiques. Mais leurs dispositions se modifieront certainement lorsque le département sera entré en possession du legs Dessaignes. A dater de ce jour en effet, suivant la volonté du testateur, les communes seront exonérées, en partie du moins, de leur contribution actuelle aux dépenses d'entretien. De ce fait encore, les demandes d'admission se produiront assurément en plus grand nombre et peut-être alors devra-t-on donner à l'hospice Dessaignes une nouvelle extension.

« dans l'intérêt de la sécurité publique et le concours à la dépense devient « obligatoire pour les communes aux termes de la loi. L'hospitalisation des « épileptiques ne présente pas les mêmes caractères. C'est une mesure d'hu- « manité prise à l'égard de l'individu malade pour apporter un soulagement « à ses souffrances ; elle n'est pas commandée par un motif d'ordre public « et la dépense en résultant est facultative pour le département qui pourrait « se borner à venir en aide aux communes à qui elle incombe en principe. »

(1) Séance du 27 août 1892. *Compte rendu*, p. 1209.

CONCLUSIONS

———

Comme l'épilepsie n'est pas une, les épileptiques sont divers ; il en est parmi eux, — on peut admettre que c'est le plus grand nombre, — qui doivent être assistés : l'intérêt de la société le commande, l'intérêt des malades l'exige.

Les indications de l'assistance seront recherchées moins dans la forme clinique que dans les conséquences sociales de la maladie.

Pour être efficace, cette assistance doit réunir certaines conditions particulières de surveillance, de milieu, de traitement.

Parmi les organes actuels de l'assistance, aucun ne répond complètement à ces exigences ; même combinés, ils restent insuffisants ; la nécessité s'impose d'établissements spéciaux pour épileptiques.

On peut comprendre différemment le rôle de ces établissements spéciaux, suivant qu'on les destine à compléter ou à remplacer les rouages déjà existants.

Ils peuvent, d'ailleurs, dans l'un ou l'autre cas, affecter la forme soit de colonies autonomes, soit de quartiers-annexes d'asiles d'aliénés.

La solution la plus conforme aux données scientifiques paraît être l'institution de colonies réunissant tous les épileptiques indistinctement ; la solution la plus économique, la construction de quartiers-annexes recueillant les seuls épileptiques que ne peuvent atteindre les modes actuels d'assistance.

En fait, peu de pays ont organisé l'assistance de leurs épileptiques : seule, l'Allemagne l'a rendue obligatoire ; en France, la question est encore à l'étude. Il existe cependant, en plusieurs pays, des établissements spéciaux dus à des initiatives diverses.

En Allemagne, en Angleterre, aux Etats-Unis, les colonies autonomes, agricoles et industrielles, sont en faveur ; on incline plutôt, en France, vers le système des quartiers-annexes.

Depuis 1892, le département du Loir-et-Cher a annexé un quartier d'épileptiques à son asile d'aliénés ; les résultats obtenus sont encourageants ; ils fournissent la preuve qu'il est possible, en France, d'organiser, sans dépenses exagérées, un service départemental d'assistance des épileptiques.

BIBLIOGRAPHIE

Nous avons puisé à trois sources différentes les documents nécessaires à la rédaction de ce travail :

I. Publications diverses traitant de l'épilepsie ;

II. — — l'assistance ;

III. — — l'assistance des épileptiques.

Il ne peut être dans notre intention de donner ici une bibliographie ni de l'épilepsie, ni de l'assistance.

« Dans le répertoire de Ploucquet (Repertorium medicinæ pra-« cticæ, etc... Tubingæ, 1808), l'article *Épilepsie* a une biblio-« graphie de 26 pages in-4°, avec trois colonnes petit texte par « page ! Il y a en outre neuf pages pour l'article *Convulsions*, « souvent confondues, dit Ploucquet, avec l'épilepsie. Et, « depuis 1808, quelle masse nouvelle de travaux de tout genre « sur le même sujet ! » (Christian).

La « Bibliographie méthodique de l'Assistance publique et privée en France et à l'étranger » que MM. Derouin, Gory et Worms ont ajoutée aux comptes rendus du *Congrès international d'Assistance de* 1889 n'occupe pas moins de 340 pages in-8°.

Nous indiquerons simplement les travaux dans lesquels nous avons pris nos renseignements.

I. — Sur *l'épilepsie*, outre les articles des Manuels, Traités et Dictionnaires usuels, nous avons consulté le plus volontiers :

BOURNEVILLE. — Recherches cliniques et thérapeutiques sur l'épilepsie, l'hystérie et l'idiotie. 1880-1900.

CARRIER (A). — Leçons cliniques sur l'épilepsie. 1883.

CHRISTIAN. — Épilepsie. Folie épileptique (Ouvrage couronné par l'Académie royale de Médecine de Belgique). 1890.

DELASIAUVE. — Traité de l'épilepsie. 1854.

FALRET (J.). — État mental des épileptiques. 1860.

FÉRÉ. — Les épilepsies et les épileptiques. 1890.

LASÈGUE. — De l'épilepsie par malformation du crâne. *Arch. génér. de médecine*, 1877.

MAGNAN. — Leçons cliniques sur l'épilepsie. 1881-82.

VOISIN (J.). — L'épilepsie. 1898.

II. — En matière *d'assistance*, nous avons eu à notre disposition (1) :

1° *Périodiques :*

Actes du Conseil supérieur de l'Assistance publique (Collection complète).

Annales des Assemblées départementales. Travaux des Conseils généraux, par J. de Crisenoy. 1887-1899 (Questions d'assistance et d'hygiène publiques traitées dans les Conseils généraux).

Revue des établissements de bienfaisance. 1885-1901.

Revue philanthropique. 1897-1901.

Bulletin de la Société internationale pour l'étude des questions d'assistance (Incorporé depuis juin 1901 à la *Revue philanthropique*).

L'Assistance publique (Bi-mensuel. 1892-1901. Devenu depuis janvier 1902 : *l'Assistance familiale*).

---

(1) Grâce surtout à l'obligeante amabilité de M. BELMIN, secrétaire-archiviste de la *Société internationale pour l'étude des questions d'assistance.*

2° *Comptes-rendus des Congrès d'assistance:*

a) Internationaux : 1889. Paris, 28 juillet-4 août.

1896. Genève, 14-19 septembre.

1900. Paris, 30 juillet-5 août.

b) Nationaux : 1894. Lyon, 26 juin-3 juillet.

1897. Rouen-Le Havre, 15-19 juin.

3° *Ouvrages généraux* (nous rappelons seulement les plus récents).

DEROUIN, GORY et WORMS. — Traité théorique et pratique d'Assistance publique. 1900.

MUENSTERBERG. — L'assistance à l'étranger (Das ausländische Armenwesen). Leipzig. 1901.

STRAUSS (P.). — Assistance sociale. 1901.

III. — ASSISTANCE DES ÉPILEPTIQUES

1° *Mémoires originaux.*

1878. LACOUR. — De l'état actuel de l'assistance des épileptiques indigents et de la nécessité de les hospitaliser. *Lyon médical,* 1er, 8 et 15 septembre.

1881. LUNIER. — Des épileptiques : des moyens de traitement et d'assistance qui leur sont applicables. *Ann. médico-psychologiques,* mars.

JOLLY. — De la sollicitude de l'État à l'égard des épileptiques. *Archiv für Psych.,* XIII, 2.

1885. RIEGER. — Des établissements spéciaux pour épileptiques. *Irrenfreund,* nᵒˢ 1, 2 et 3.

1886. LAPOINTE. — Des épileptiques simples en général et de leur hospitalisation dans le département de l'Allier. *Ann. médico-psych,* mai.

Semaine médicale (éditorial). — *Bulletin. De l'hospitalisation des épileptiques,* p. 42.

1889. PETERSON (Fred.). — The colonization of epileptics. *Journal of Nervous and Mental Disease.* December.

1892. — Progress in the care and colonization of epileptics. *Journ. of Nervous and Mental Disease.* August.

EWART (Th.). — Epileptic Colonies. *The Journal of Mental Science.* April.

WILDERMUTH. — Zur Fürsorge für Epileptische. *Centralblatt für Nervenheilkunde.*

1893. MARANDON DE MONTYEL. — De l'hospitalisation des épileptiques. *Ann. médico-psych,* janvier.

1894. PETERSON (Fred.). — Des soins à donner aux épileptiques. *The American Journal of Insanity.*

1898. KORNILOFF. — Assistance des épileptiques. Discours prononcé à la séance publique annuelle de la Société de neuropathologie et de psychiatrie de Moscou (21 octobre).

1899. WILDERMUTH. — Sonderkrankenanstalten und Fürsorge für Epileptische.

VIGOUROUX. — De l'hospitalisation des épileptiques. *Presse médicale,* 30 août.

LORD (John-R.). — Sur la manière de prendre soin des épileptiques. *The Journ. of Mental Science,* juillet.

BOURNEVILLE. — Des différents modes d'assistance des idiots, des épileptiques et des arriérés. *L'assistance publique,* 15 décembre.

1900. PORNAIN. — Assistance et traitement des idiots, imbéciles, débiles, dégénérés, crétins, épileptiques (adultes et enfants), etc., tome VII de la Bibliothèque d'éducation spéciale de Bourneville.

NIKITINE (P.). — De l'assistance des idiots et des épileptiques. Rapport à la *Société de neuropathologie de Moscou,* 17 mars.

2° Congrès et sociétés savantes.

1873. *Congrès des médecins aliénistes de Baltimore.* Compte rendu in *American Journal of Insanity,* octobre 1873.

1878-79. *Société médico-psychologique de Paris*, séances des 28 octobre et 25 novembre 1878 et des 27 janvier, 24 février et 31 mars 1879. Compte rendu in *Ann. med. psychol.*, 1879.

1882. *Congrès annuel de la Société des médecins aliénistes allemands*, session d'Eisenach. Compte rendu in *Allg. Zeitsch. für Psych.*, XXXIX Band, 5 Heft.

1883. *Congrès annuel de la Société des médecins aliénistes allemands*, session de Berlin. Compte rendu in *Allg. Zeitsch. für Psych.*, XI Bd, 4 Heft.

1885-87-89. *Académie royale de médecine de Bruxelles*, séances des 28 novembre et 26 décembre 1885, des 25 juin et 30 juillet 1887 et du 30 novembre 1889. Compte rendu in *Bulletin de l'Académie*.

1891. *Congrès annuel de la Société des médecins aliénistes allemands*. Session de Weimar. *Compte rendu in Allg. Zeitsch. für Psych.*, XLVIII Band, 4 Heft.
    Deuxième congrès des médecins aliénistes et neurologistes de langue française. Session de Lyon. Compte rendu spécial.

1893-94. *Académie royale de médecine de Bruxelles*, séances du 30 décembre 1893 et des 27 janvier, 24 février, 24 mars, 26 mai, 28 juillet et 27 octobre 1894. *Bulletin de l'Académie*.

1894. *Congrès national d'assistance, tenu à Lyon*. C   endu spécial.

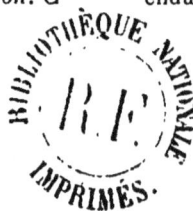

BIBLIOTHÈQUE NATIONALE R.F. IMPRIMÉS

TABLE DES MATIÈRES

		Pages.
Introduction.		5
Chap. I.	Nécessité de l'assistance..	9
Chap. II.	Les différents systèmes d'assistance.	32
Chap. III.	État actuel de l'assistance :	
	Allemagne.	74
	Angleterre..	83
	Belgique.	85
	États-Unis de l'Amérique du Nord.	87
	Hollande.	91
	Italie.	91
	Russie.	93
	Suisse.	94
	France.	95
Chap. IV.	L'assistance dans le Loir-et-Cher :	
	L'hospice Dessaignes..	126
Conclusions.		166
Bibliographie.		168

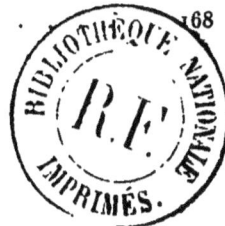

CHARTRES. — IMPRIMERIE DURAND, RUE FULBERT

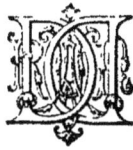

CHARTRES. — IMPRIMERIE DURAND, RUE FULBERT.

www.ingramcontent.com/pod-product-compliance
Lightning Source LLC
Chambersburg PA
CBHW050104210326
41519CB00015BA/3816

9 782014 505894